Dr. med. Sabine Maier

Das Lipödem

Dr. med. Sabine Maier

Das Lipödem

Warum jede Diät versagt und welche Maßnahmen wirklich helfen

Aufgezeichnet von Tanja Braune

VAK Verlags GmbH
Kirchzarten bei Freiburg

Verlag und Autorin haben sich um eine geschlechtergerechte Sprache bemüht. Aus Gründen der besseren Lesbarkeit wurde im Text meist die männliche Form gewählt – mit Ausnahme von „Patientin/Patientinnen“, weil praktisch alle Lipödem-Betroffenen weiblich sind. Alle Angaben beziehen sich selbstverständlich auf Angehörige aller Geschlechter.

Bibliografische Information der Deutschen Nationalbibliothek
Die Deutsche Nationalbibliothek verzeichnet diese Publikation in der Deutschen Nationalbibliografie; detaillierte bibliografische Daten sind im Internet über http://dnb.d-nb.de abrufbar.

VAK Verlags GmbH
Eschbachstraße 5
79199 Kirchzarten
Deutschland
www.vakverlag.de

Redaktion: „Die Schnatterei“
Lektorat: Elisabeth Wagner
Bildredaktion: Lydia Gribowitsch
Layout & Satz: de·te·pe Aalen
Umschlag: Sabine Fuchs
Druck: Friedrich Pustet GmbH & Co. KG, Regensburg
Printed in Germany
ISBN: 978-3-86731-243-1

Inhalt

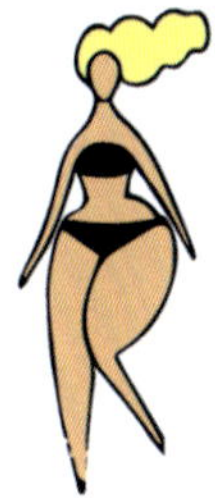

Hinweise des Verlags

Dieses Buch dient der Information über Möglichkeiten der Gesundheitsvorsorge. Wer sie anwendet, tut dies in eigener Verantwortung. Verlag und Autorin beabsichtigen nicht, Diagnosen zu stellen oder Therapieempfehlungen zu geben. Die hier vorgestellten Vorgehensweisen sind nicht als Ersatz für eine professionelle Behandlung bei ernsthaften Beschwerden zu verstehen.

Zum Einstieg

Vorwort

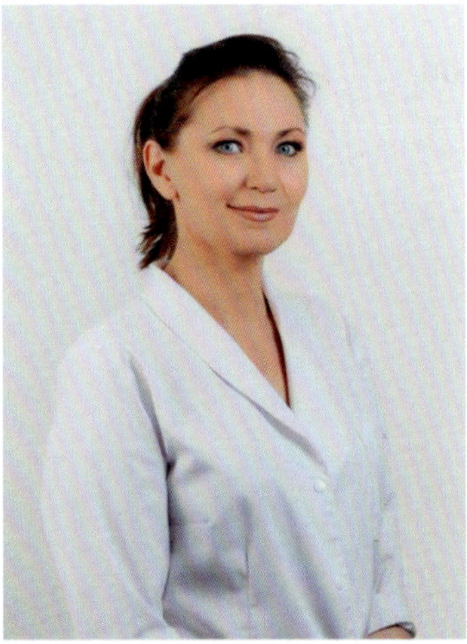

Freudentränen sehen viele meiner Kollegen eher selten, nicht so jedoch in unserer Praxis! In der Regel haben meine Patientinnen eine jahrelange Odyssee hinter sich, bis sie von mir die Diagnose *Lipohyperplasia dolorosa* gestellt bekommen. Die Tränen scheinen dann Verzweiflung, Anfeindung und auch Schmerzen einfach wegzuspülen. Die meisten Lipödem-Betroffenen werden jahrelang als „faul, fett und unsportlich“ abgestempelt, leiden teilweise höllische Schmerzen und können – vor allem in späteren Stadien – wenig bis nichts gegen die Fettverteilungsstörung tun. Die Diagnose ist dann fast eine Art Erlösung für sie.

Die Erkrankung ist keine Lappalie und macht nicht nur die gute Figur und die Gesundheit, sondern auch jegliche Lebensqualität zunichte. Je länger sie unbemerkt bleibt, desto mehr Fett kann sich an den Beinen und den Armen bilden. Je früher das Problem erkannt wird, desto besser ist das Lipödem, wie es umgangssprachlich genannt wird, in den Griff zu bekommen.

Als vor wenigen Jahren selbst Frauen in meiner Familie überrascht von der Diagnose waren, wurde mir erst bewusst, wie wenig die Öffentlichkeit eigentlich über diese Erkrankung weiß. Deswegen habe ich mich entschlossen, dieses Buch zu schreiben. Ich möchte Ihnen Lipohyperplasia dolorosa in all ihren Facetten vorstellen und so Betroffenen den Weg zu einer schnellen und richtigen Diagnose ebnen.

Noch weiß die moderne Medizin nicht, welchen Ursprung die Erkrankung hat, und es gibt leider auch kein Medikament, mit dem sie einfach geheilt werden kann. Dennoch ist dies kein Grund zu verzweifeln, denn die unterschiedlichen Ausprägungen, die Symptome und die Therapiemöglichkeiten sind bereits sehr gut dokumentiert. Es stehen uns konservative Therapien zur Verfügung, um ein Voranschreiten zu verhindern oder ambulante operative Therapien, um „die Uhr um Jahre zurückzudrehen“, wie ich meinen Patientinnen erkläre. Auf jeden Fall sollte beides mit einem gesunden Lebensstil und ausreichend Bewegung kombiniert werden, dann werden Sie schnell wieder zu ihrer früheren Lebensqualität zurückfinden und Ihr Leben trotz der Erkrankung „Lipödem“ genießen können!

Mögen Sie, liebe Leserin, mit diesem Buch die Erkrankung besser kennen- und verstehen lernen und Ihr „Lipödem“ so bald in den Griff bekommen. Selbstverständlich stehe ich Ihnen in meiner Praxis jederzeit für Fragen zur Verfügung.

Ich wünsche Ihnen viel Erfolg!

Dr. Sabine Maier

Leidensdruck Lipödem. Eine Patientin berichtet

„Als Kind war ich sehr sportlich, doch anders als meine zart gebaute Schwester immer eher die Kraftsportlerin. Ich war die Sportlichste in meinem Freundeskreis, meine Arme und Beine waren muskulös und der Bauch flach. Eifersüchtig war ich dennoch immer auf die wunderschönen Beine meiner Schwester oder auch auf die harmonischen Rundungen meiner Freundinnen. Mein Opa hat mich dann immer versucht zu trösten, dass ich eben die „Krautstampfer“ meiner Oma geerbt hätte und ich mit diesen starken Beinen sicher besser durchs Leben gehen könnte. Auch wenn es nett gemeint war, die Aussicht, wie meine Oma auszusehen – 165 cm und rund 90 kg – war ganz und gar kein Trost. Im Gegenteil, oft habe ich nach diesen Sätzen nur geweint. Darum lernte ich schnell, meine Beine einfach zu ignorieren.

Dass bei mir doch etwas anders zu sein schien, ist mir so richtig beim Einkaufen mit etwa 17 Jahren aufgefallen. Es sollten diese hohen Stiefel sein, die Anfang der 1980er-Jahre so modern waren. Meine Freundinnen hatten alle ihre Lieblingsmodelle gefunden – über meine Wade aber passte kein einziger Schaft. Aber nicht nur bei den Stiefeln hieß es „Leider nein!“, auch die engen Röhrenjeans waren ein Graus. Um die Taille herum immer zu weit und die Beine wie im Schraubstock eingeschnürt. Wen wundert's, richtig happy war ich damals nicht mit meiner Figur.

Sport war zu diesem Zeitpunkt noch immer mein Leben – ich war auch relativ strikt beim Essen – und wog daher bei 175 cm immer zwischen 65 bis höchstens 70 Kilo. Ich hatte an sich keine Probleme. Glaubte ich. Mit meinem heutigen Wissen rund um die Erkrankung Lipödem weiß ich, dass es schon damals weitere Symptome gab, die ich nicht richtig deutete.

Ich hatte oft Blutergüsse, ohne mich an einen Stoß erinnern zu können und eine gute Freundin fragte mich im Vertrauen, ob ich denn geschlagen würde. Ich dachte, es sei normal, so leicht Blutergüsse zu bekommen, aber dem ist natürlich nicht so. Zusätzlich hatte ich immer wieder Schmerzen in den Beinen. Nicht schlimm, ein leichtes Ziehen, Brennen und ein unangenehmes Engegefühl. Damals erklärte ich es mir mit

Muskelkater vom Sport, mit zu viel Sitzen oder zu langem Stehen, mit einem schlechten Bett oder unbequemen Schuhen …

Mit 26 wurde ich das erste Mal schwanger. In den ersten beiden Dritteln der Schwangerschaft habe ich (fast) mein gewohntes Sportprogramm durchgezogen. Erst gegen Ende war es dann doch zu mühevoll und ich setzte aus. Ich nahm damals nur durchschnittlich zu, doch bemerkte ich, dass ich vor allem an den Beinen immer stärker wurde. Als meine kleine Tochter auf der Welt war, setzte ich mich daher sehr bald wieder in Bewegung und lief mit Kinderwagen meine Runden. Sehr bald wurde ich ein zweites Mal schwanger – mit zwei Kindern war dann ein Sportprogramm nicht mehr möglich.

Und es kam, wie es kommen musste: Meine Lipohyperplasia dolorosa erkannte wohl ihre Chance. Man konnte fast zusehen, wie sich immer mehr Fett an meinen Beinen ansammelte. Ich nahm nicht nur an Gewicht zu, sondern hatte bald auch Probleme mit dem Gehen. An Sport war nicht mehr zu denken. Die Schenkel rieben so sehr aneinander, dass ich keine Röcke mehr tragen konnte. Der Rücken tat furchtbar weh, und in der Nacht schmerzten meine Beine zum Teil so sehr, dass ich nicht mehr schlafen konnte.

Dazu kamen Frust und Langweile: Ich aß mit meiner Familie, traf mich mit Freundinnen zu Kaffee und viel Kuchen und naschte abends beim Fernsehen. Weil es ja irgendwie schon egal war! Heute weiß ich nicht mehr, wann es wirklich gekippt ist. Wann ich meinen Körper verlor. Zehn Jahre später wog ich 110 Kilo (und mehr). Die Beine bestanden nur noch aus verhärteten Fettpolstern mit kleinen Knötchen. Von meinem Gewicht waren meine Knöchel so überlastet, dass sie dauernd geschwollen waren und richtig wehtaten. Und mein Lipödem hatte sich mittlerweile auch auf den Oberarmen ausgebreitet.

Im Lauf der Zeit bin ich auch nicht mehr mit meinen Kindern auf den Spielplatz oder ins Schwimmbad gegangen. Ich konnte mit den beiden energiegeladenen Wirbelwinden nicht mehr mithalten. Und dann kam der eine Satz von meinem achtjährigen Sohn: „Mama, warum bist du so dick? Keine andere Mutti sieht so aus wie du!“ Von einem Tag auf den anderen kam dann die Verzweiflung: Es war, wie wenn ich mich das erste Mal wirklich im Spiegel angesehen hätte. Und es war kein schöner Anblick.

Wie war ich zu so einem Menschen geworden? Das musste sich ändern, also hielt ich eiserne Diät. Es wurde etwas besser, aber wesentlich schlanker wurde ich nicht. Meine Beine waren nach wie vor so schwer, dass ich nicht einmal einen Kilometer gehen konnte. Also suchte ich nach fundierter Hilfe. Es muss doch etwas geben, was mir bei meiner Diät helfen könnte!

Ich ging zuerst zu einem befreundeten Hausarzt. „Du bist ja ohnehin schon verheiratet", sagte er in der Praxis und schickte mich mit einem „Nimm halt ein bisschen ab!" wieder heim. Die nächste Untersuchung war bei einem namhaften Stoffwechselexperten. Sein Fazit: Meine Schilddrüse hätte eine leichte Unterfunktion, der ich mit Hormonen entgegenwirken könnte. Und ich sollte mich beim Essen zurückhalten, abnehmen und Sport machen. In diesem Ton ging es bei allen von mir konsultierten Ärzten und Therapeuten weiter: „Nehmen Sie ab!", „Essen Sie weniger!", „Essen Sie noch weniger!", „Machen Sie Bewegung!", „Machen Sie noch mehr Bewegung!", „Schwimmen Sie!" ...

In diesen Jahren „verbrauchte" ich mehrere Ärzte, machte gefühlt jede Diät dieser Welt und versuchte mit allen erdenklichen Mitteln, meinen Stoffwechsel zu pushen. Das Ergebnis: Mein Frust und meine Verzweiflung wurden immer größer, und ich ging faktisch nicht mehr aus dem Haus. Weil ich nicht mehr richtig gut gehen konnte und weil ich mich natürlich schämte. Mit knapp 40 Jahren war ich zu einem unförmigen Wrack geworden. Nicht nur ich litt, sondern meine ganze Familie mit mir. Auch die Beziehung zu meinem Mann war eigentlich nicht mehr vorhanden. Berührungen waren mir nicht nur peinlich, sondern schmerzten teilweise auch höllisch.

Schließlich führten mich meine Rückenschmerzen zu einer Heilmasseurin, und das veränderte tatsächlich mein ganzes Leben. Sie machte mich auf die Erkrankung „Lipödem" aufmerksam und riet mir, zu einem Experten zu gehen. Gesagt, getan – und endlich wurde mir die richtige Diagnose gestellt. Nach fast 20 Jahren Frust, Leid und Bewegungslosigkeit war es eine wie eine Erlösung. Ich hätte tanzen, springen und lachen wollen – wenn ich nur gekonnt hätte. Stattdessen habe ich in der Praxis losgeheult: vor Erleichterung, aber auch Wut über die verlorenen Jahre.

Ich recherchierte viel im Internet, las Erfahrungen von Betroffenen und schon bald organisierte ich auf eigene Faust einen Kuraufenthalt in einer Spezialklinik. Ich lernte dort sehr viel über die *Lipohyperplasia dolorosa*, wie die Erkrankung eigentlich heißt, und auch, dass ich mit den ewigen Diäten meinem Körper nichts Gutes getan hatte.

Streng zog ich die konservative Therapie durch: Ich trug Tag und Nacht meine Kompressionsstrümpfe, ging regelmäßig zur Lymphdrainage und konnte bald auch schon etwas Bewegung machen. Ich war glücklich. Auch wenn es nur klitzekleine Erfolgsschritte waren, ich konnte plötzlich wieder so etwas wie ein normales Leben führen. Ich fuhr mit meiner Familie auf Urlaub, ging spazieren und schaffte mir sogar einen Hund an. Die Schmerzen waren zwar nahezu allgegenwärtig, doch ich konnte – und wollte – damit gut leben. Im Jahr danach nahm ich fast 14 Kilo ab und stand jetzt bei knapp über 95 Kilo.

Nichtsdestotrotz kam der Frust zurück. Ich verfolgte einen ausgeklügelten Diätplan, versuchte so oft wie möglich Nordic Walken zu gehen, aber jede klitzekleine „Sünde" trieb die Zahl auf der Waage nach oben. Dann las ich einen Bericht in einem österreichischen Magazin: „Schönheitsoperationen – jede zweite Österreicherin liebäugelt, sich unter das Messer zu legen". Lange Zeit liebäugelte auch ich mit einer Fettabsaugung – doch ich traute mich nicht drüber. Eine Schönheitsoperation? Für mich? Ich war immer sportlich und durchtrainiert gewesen – das war doch nichts für mich, oder?

Doch schließlich wagte ich es, zu einer Beratung zu gehen und fand im zweiten Anlauf die perfekte Ärztin für mich. Mit ihr bin ich den Weg aus meiner Erkrankung gegangen. Es waren insgesamt drei Eingriffe: erst die Waden, dann die Oberschenkel und später die Arme. Heute kann ich sagen, es war die beste Entscheidung meines Lebens (bis auf meine Kinder natürlich). Ich habe die Uhr zurückgedreht, eine zweite Chance bekommen, um mit meiner Familie ein „normales" Leben zu führen. Keine Schmerzen mehr, kaum noch Kompressionsstrümpfe und eine unglaublich verbesserte Lebensqualität. Ich genieße mein Leben, führe natürlich einen sehr gesunden Lebensstil und habe dank Sport und Bewegung wieder einen gut proportionieren Körper. Ich bin überglücklich! Und mit mir auch meine Kinder und mein Mann!

Daher habe ich mich auch sofort dazu bereit erklärt, für dieses Buch meine Geschichte zu erzählen. Denn wie alle Erkrankungen ist auch das Lipödem nicht lustig – doch richtig unlustig wird es erst, wenn man mehr als zehn Jahre auf die richtige Diagnose warten muss. Selbst heute sind einige „Experten" nach wie vor der Meinung, dass Lipödem-Betroffene einfach nur „fett" sind. Genau deshalb braucht es aufgeklärte Patientinnen, die wissen, was und vor allem wen sie fragen sollen.

Deswegen sind alle fundierten Bücher und jegliches Informationsmaterial rund um *Lipohyperplasia dolorosa* so wichtig. Dieses Buch ist ganz besonders wichtig und rundum gelungen, denn es umspannt den gesamten Bogen der Erkrankung und beschreibt auch die unbequeme Wahrheit auf äußerst respektvolle Art und Weise. Es ist von einer der renommiertesten Ärztinnen auf diesem Gebiet mit Feingefühl, Verständnis und noch mehr Erfahrung geschrieben. Ich wünsche diesem Buch und der Autorin viel Erfolg damit – und allen Leserinnen eine schnelle und richtige Diagnose, damit eine effektive und einfühlsame Therapie schnell beginnen kann."

Stefanie G., Angestellte, Mutter von zwei Kindern

Das Wunderwerk Mensch

Um das Krankheitsbild „Lipödem“ verstehen zu können, muss man ein wenig tiefer in den Körper und seine Funktionen eintauchen. Auch wenn die Entstehung dieser Fettverteilungsstörung noch nicht im Detail geklärt ist, deutet im Moment vieles darauf hin, dass es sich um ein multifaktorielles Problem handelt, das seinen Anfang im Fettgewebe, im Blutkreislauf, dem Lymphsystem sowie dem Hormonhaushalt nimmt. Ich möchte Sie daher auf den nächsten Seiten in die faszinierenden Körperwelten entführen.

Der Blutkreislauf – das Versorgungssystem des Körpers

Damit unser gesamter Organismus funktioniert und alle „Zahnrädchen“ perfekt harmonieren, muss jede einzelne Zelle optimal mit den richtigen Nährstoffen versorgt werden. Das passiert durch den Blutkreislauf. Das Blut kann hier als „flüssiges Gewebe“ bezeichnet werden und macht etwa sieben bis acht Prozent der Körpermasse aus – das entspricht bei einem Körpergewicht von rund 70 Kilo etwa vier bis fünfeinhalb Litern Blut. Das Blut zirkuliert im Körper, angetrieben vom leistungsstarken Motor Herz. Der Herzmuskel muss eine nahezu unglaubliche Leistung vollbringen: Er schlägt etwa 70 bis 80 Mal in der Minute und pumpt so das Blut in jede noch so entlegene Ecke des Körpers. Pro Stunde sind das rund 360 Liter, was pro Tag der unvorstellbaren Menge von 8640 Litern Blut entspricht.

Das Blut besteht zu etwa 45 Prozent aus zellulären Blutbestandteilen. Dazu gehören die roten Blutkörperchen (Erythrozyten), die weißen Blutkörperchen (Leukozyten) und die Blutplättchen (Thrombozyten). Die restlichen rund 55 Prozent macht das Blutplasma aus, eine Mischung aus Wasser und darin gelösten Substanzen wie Proteinen, Elektrolyten, Zucker und einigen anderen Stoffen. Seine Hauptaufgabe ist der Transport. Mithilfe der roten Blutkörperchen wird Sauerstoff aus der Lunge direkt zu sämtlichen Körpergeweben transportiert und das Kohlendioxid von dort wieder zur Lunge zurück. Neben dem Sauerstoff werden auch lebenswichtige Nährstoffe aus dem Darm in die Gewebe und in der Folge die Abbauprodukte des Stoffwechsels zu den Ausscheidungsorganen transportiert.

Wie viele Zellen hat der menschliche Körper?
Ein Erwachsener besteht aus 100 Billionen Zellen. In einer Ziffer ausgedrückt sind das 100 000 000 000 000. Würde man die durchschnittlich höchstens 0,025 mm kleinen Zellen in einer Kette auflegen, wäre diese zweieinhalb Millionen Kilometer lang – und würde damit rund 60 Mal um die Erde reichen. Dabei sterben pro Sekunde rund 50 Millionen Zellen ab – es werden aber fast genauso viele neu gebildet. Aber nur fast, denn die Zellteilung verlangsamt sich beim Mensch mit dem Alter.

Das Herz-Kreislauf-System

Klar, dass das Herz mit einer enormen Geschwindigkeit und ebensolcher Power pumpen muss: Mit bis zu 1,1 Metern pro Sekunde oder vier Kilometern pro Stunde wird das Blut durch die Arterien in den gesamten Körper und über die Venen wieder retour befördert. Alle Blutgefäße eines Menschen sind zusammen rund 100 000 Kilometer lang. Bei dieser Tour durch unseren Körper darf kein Tropfen Blut verloren gehen, daher sind die Arterien und Venen so dicht wie die besten Wasserleitungen. Doch wie gelangen das Blut bzw. die Nährstoffe und der Sauerstoff zu den Zellen? Dafür sind die sogenannten Kapillaren zuständig, die wie ein Küchensieb aufgebaut sind und den Übergang vom arteriellen in das venöse System bilden. Hier findet der eigentliche Stoffwechsel in Form der sogenannten Diffusion, Osmose und Filtration statt. Die Kapillaren sind mit einem Durchmesser von gerade 3 bis 8 μm (Mikrometer = ein Millionstel Meter) extrem dünn und durchlässig für die gelösten Stoffe und den Sauerstoff im Blutplasma. Die Zellen werden von dieser nährenden Lösung umspült und können ihrerseits alle „Abfallprodukte“ abgeben. Das heißt: Das Blut fließt durch die Kapillaren, nimmt Stoffe auf und gibt Stoffe an jede Zelle ab.

Das sauerstoffreiche Blut, das in die Kapillaren gepumpt wird, ist hellrot. Wenn die roten Blutkörperchen ihre Sauerstofffracht abgeben und gleichzeitig das Kohlendioxid aufnehmen, färbt sich das Blut dunkelrot. Vollgepackt mit allen Abfallprodukten sammelt es sich schließlich in den postkapillaren Venolen und strömt über die Venen wieder zur rechten Herzkammer zurück – von wo es zur Oxygenierung wieder seinen Weg in die Lunge nimmt und somit der Kreislauf erneut beginnt. Im venösen Gefäßsystem befinden sich etwa 60 Prozent des gesamten Blutvolumens, weshalb die Venen auch Kapazitätsgefäße genannt werden. Nicht nur die Herzpumpe ist wesentlich am Blutfluss zum Herzen zurück beteiligt, sondern auch die wichtige Muskelpumpe (der Skelettmuskeln). So liegen die wichtigen Venen in den Beinen in der Tiefe, wo die Muskelkraft bei Bewegung des Beins auf sie einwirken kann. Auch deshalb sind Sport und Bewegung allgemein so wichtig für die Gesundheit.

Winzig – aber sehr viele

Kapillargefäße (oder kurz Kapillaren) sind die kleinsten Blutgefäße des Körpers. Sie sind nur etwa ein Zehntel so breit wie ein Haar. Ein Mensch hat etwa 10 Milliarden Kapillaren.

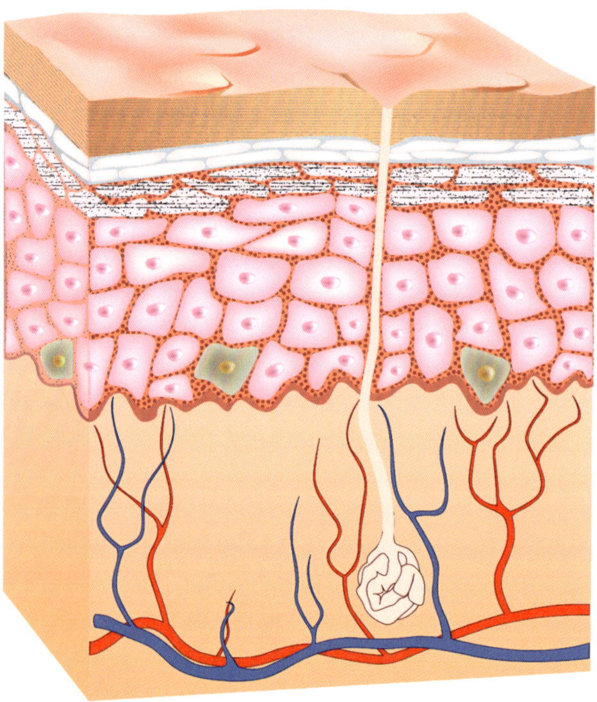

Querschnitt Haut und Blutkreislauf mit Kapillaren

Während die Strömungsgeschwindigkeit vom Herzen weg bei den Arterien sehr hoch ist, nimmt diese im Lauf des Weges zu den Venen kontinuierlich ab. Im Blut tummeln sich auch andere Substanzen, u. a. zahlreiche Proteine – dank deren Wasserbindungsvermögens („Schwammeffekt") entwickelt sich am Ende des Kapillarsystems ein Sogeffekt, der Blut, Wasser und alle abzutransportierenden Substanzen in den venösen Blutkreislauf weiter „schießt". 90 Prozent der Flüssigkeit, die zu Beginn in die Kapillaren geflossen sind, gelangen so wieder hinaus. Die restlichen zehn Prozent schaffen den Weg nicht mehr zurück – und verbleiben fürs Erste einmal im Bindegewebe. Doch je höher der Druck, desto weniger intensiv ist Schwammeffekt der Proteine – und desto mehr Flüssigkeit verbleibt im Bindegewebe.

Aus dem Meer

Der Mensch besteht zu rund zwei Fünfteln aus festen Stoffen und zu drei Fünfteln aus einer meerwasserähnlichen Flüssigkeit – ein Indiz dafür, dass alle Lebewesen aus dem Meer stammen. Diese Flüssigkeit wird in Blutplasma, Bindegewebsflüssigkeit und Zellflüssigkeit eingeteilt.

Das Lymphsystem – die Kläranlage unseres Körpers

Die mit Proteinen angereicherte Zwischenzellflüssigkeit nennt man Lymphe (lateinisch *lympha,* klares Wasser). Sie ist eine farblos bis leicht gelbliche Flüssigkeit und besteht zum größten Teil aus Wasser, zu etwa drei Prozent aus Proteinen und zu zwei Prozent aus Lipiden. Doch was geschieht mit dieser Lymphe? Sie kann natürlich nicht im Bindegewebe verbleiben, denn sonst würde dieses innerhalb von nur wenigen Stunden enorm anschwellen. Zudem führt eine erhöhte Proteinkonzentration im Bindegewebe auch zu chronischen Entzündungen – die ihrerseits nicht nur für viele Krankheiten, sondern eben auch für die chronischen Schmerzen beim Lipödem verantwortlich sein können. Die Forschung geht davon aus, dass beim gesunden Menschen innerhalb von ein bis zwei Tagen alle Eiweißmoleküle die Blutbahn verlassen, ins Bindegewebe kommen und dort zum Großteil vom Lymphgefäßsystem wieder ins Blut zurückgeführt werden. Dieser Eiweißstoffwechsel ist für die Gesunderhaltung ebenso wichtig wie jeder andere Stoffwechsel.

Für den reibungslosen Ablauf des Eiweißkreislaufs braucht es ein gut funktionierendes Lymphgefäßsystem. Es ist ein zweites Abflusssystem, das dem Venensystem zur Seite gestellt wurde, um die Lymphe aus dem Bindegewebe zu transportieren und durchzieht parallel zum venösen und arteriellen System (Blutkreislauf) den gesamten Organismus. Im Gegensatz zum in sich geschlossenen Blutkreislauf ist das Lymphgefäßsystem ein Halbkreislauf, der im sogenannten interstitiellen Bindegewebe beginnt (Als Interstitium bezeichnet man den Zwischenraum zwischen Organen, Geweben und Zellen) und im Venenwinkel endet. Diese Lymphkapillaren sind sehr zart, extrem dehnbar und durchziehen nahezu alle Körpergewebe. Sie liegen nicht einfach im Bindegewebe, sondern sind mit einer Art Netz (Filamenten) daran angehängt. Durch Druck – einerseits durch die Flüssigkeitsansammlung und andererseits durch die Muskelpumpe – wird die Lymphe aus den Lymphkapillaren in die größeren Lymphgefäße geleitet, in diesen sind dann die Lymphknoten als Filterstationen integriert. Die Lymphgefäße münden schließlich in das größte Lymphgefäß des Menschen, den Brustmilchgang, dann geht es weiter in die Venenwinkel und damit in die obere Hohlvene. Hier wird die Lymphe wieder mit dem Blut vereint und beide Flüssigkeiten wieder via Blutkreislauf in Richtung Herz gepumpt.

Die drei Hauptaufgaben des Lymphsystems

- *Infektionen abwehren*. Bakterien oder Viren werden vom Lymphgefäßsystem aufgenommen, zu den Lymphknoten transportiert und dort von den Abwehrzellen unschädlich gemacht.
- *Aufnahme von Fett*. Über das Lymphgefäßsystem werden die aus dem Darm resorbierten (aufgenommenen) Fette in den Blutkreislauf transportiert.
- *Abtransport der Lymphe*. Das im Körpergewebe zirkulierende Blut hinterlässt „Abfallprodukte" wie Flüssigkeit und Proteine außerhalb der Kapillaren. Diese überschüssige Flüssigkeit wird über das Lymphsystem abgeführt, wo es gefiltert und wieder dem Blutkreislauf zugeführt wird.

Die Lymphe wird auch lymphatische Last genannt. Im Lauf eines Tages fällt bei einem gesunden Menschen bis zu fünf Litern zum Abtransport an. Während beim Blutkreislauf das Herz der Motor ist, wird die Lymphe durch Klappen und Gefäßmuskeln vorwärtsgetrieben. Je mehr Flüssigkeit abzutransportieren ist, desto höher ist der Druck und umso schneller geht der Transport vonstatten. Auch hier ist Bewegung – also das Zusammenziehen der Muskulatur – wichtig, um den Lymphfluss zu fördern und zu gewährleisten.

Ähnlich einem reißenden Fluss nimmt die Lymphe auf ihrem Weg alles mit, was ihr begegnet und kommt so mit fast allen Substanzen im Körper in Kontakt – auch mit Fremdstoffen, Tumorzellen und Krankheitserregern. All diese Stoffe werden dabei in den Lymphknoten erfolgreich aus dem System herausgefiltert – kein Wunder also, dass es ein Hauptprotagonist der Immunabwehr ist. Rund 600 Lymphknoten hat der Mensch, die meisten kleiner als einen Millimeter – besonders dichte Ansammlungen gibt es in den Achselhöhlen, am Hals, in den Leisten, in den Ellenbogen und in den Kniekehlen. Wenn sie besonders belastet mit ihrer Abwehrarbeit sind, können sie bis zur 300-fachen Größe anschwellen.

Lymphknoten sind wahre Wunderwerke des menschlichen Organismus, denn sie schaffen es, gefährliche Substanzen unschädlich zu machen. So färben sich zum Beispiel bei Rauchern die Lymphknoten der Lunge aufgrund der Schadstoffe bereits nach wenigen Jahren tiefschwarz. In den Lymphkonten wird auch aus den rund 1000 Litern Lymphe etwa zwei Liter Konzentrat hergestellt. Diese Restmenge geht dann über den Brustmilchgang in den Blutkreislauf über.

Solange das Lymphgefäßsystem den täglichen Flüssigkeitsansturm bewältigen kann, ist alles in Ordnung. Wird es jedoch über Jahre überlastet, gerät der Fluss in Stocken. Dann fließt die Lymphe nur noch sehr schleppend ab, bis sich ein Lymphstau entwickeln kann. So kommt es nicht nur zu unschönen und schmerzenden Schwellungen, sondern es können sich auch zahlreiche chronische Krankheiten entwickeln, weil die problematischen Substanzen nicht mehr abtransportiert werden können.

Welche gesundheitlichen Probleme werden mit einem Lymphstau verbunden?

- Geschwächtes Immunsystem
- Gesteigerte Anfälligkeit für Erkältungen
- Chronische Nasennebenhöhlen- und Halsentzündungen
- (bleierne) Müdigkeit
- Leistungsabfall
- Konzentrationsschwäche
- Kopfschmerzen
- Cellulite
- Allergien
- Akne
- Menstruationsbeschwerden

...

Darüber hinaus kann sich auch ein Lymphödem entwickeln.

So können Sie Ihr Lymphgefäßsystem unterstützen

Zu viel Sitzen, Stehen und ein bewegungsarmer Alltag machen das Lymphsystem träge und erschweren die Transportarbeit. Gleiches gilt für Kleidung, die zu eng sitzt und abschnürt. Auch Hitze weitet die Gefäße und kann zu einer Schwellung der Beine führen. Im Falle einer Schwäche des Lymphsystems sollte daher auf Sonnenbäder, Sauna und Ähnliches besser verzichtet werden, da eine direkte Hitzeeinstrahlung diesen Lymphstau zusätzlich verstärken kann.

Ernährung ist ein anderer wichtiger Punkt. Grundsätzlich ist eine gesunde Ernährung mit Augenmaß auch die beste Pflege für unsere Lymphgefäße. Es gibt auch Lebensmittel, die vermehrt dafür sorgen, dass der Körper zu viel Wasser einlagert und so das Lymphsystem zusätzlich belasten. Das sind unter anderem Zucker, Salz, Transfette, Weißmehl, Alkohol und Fleisch. Zusätzlich beeinflussen auch bestimmte Medikamente (z. B. Steroide, blutdrucksenkende Präparate, Antidepressiva, Hormonersatzpräparate und nicht-steroidale Antirheumatika) den unbeschwerten Lymphfluss. Außerdem stehen auch einige Substanzen etwa in Kosmetikprodukten (Aluminium in den Deos) im Verdacht, das ganze System zu belasten.

Woran merkt man, dass das Lymphsystem nicht optimal arbeitet? Typische Zeichen sind geschwollene Hände oder Füße – und natürlich, wenn die Sockenbündchen, BHs, Slips oder enge Hosen kleine Einbuchtungen auf der Haut hinterlassen. Ein anderer Hinweis kann sein, dass man häufiger erkältet ist und die Lymphknoten am Hals immer wieder anschwellen.

So trainieren Sie nebenbei Ihren Lymphfluss

Da der Lymphfluss nicht das Herz als Pumpe nutzen kann, müssen wir etwas tun, um ihn gut in Bewegung zu halten. Aufgrund eines ungesunden Lebensstils, durch den der Lymphfluss nicht ausreichend stimuliert wird, staut sich die Lymphe leichter. Ein wenig Training für die Lymphe tut daher immer gut.

Sport und Bewegung. Sie müssen sich bewegen, damit sich auch Ihre Lymphe ausreichend bewegen kann. Jedes Mal, wenn wir unsere Muskeln anspannen, erzeugen wir einen Druck in unseren Geweben, der die Lymphe vorwärtspumpt. Das nennt man die „Muskelpumpe". Neben unseren täglichen Fitnessroutinen (mindestens 6000, besser 10 000 Schritte pro Tag) sollte wenigstens dreimal in der Woche zusätzlich eine Stunde Sport drinnen sein – der Gesundheit zuliebe. Bewegung ist immer gut, aber einige Sportarten liebt das Lymphgefäßsystem besonders.

- **Schwimmen und Aquagymnastik:** Der Wasserdruck und die Muskelkontraktionen drücken auf das Gewebe und regen dadurch den Transport der Lymphflüssigkeit an. Wenn Sie bereits ein Lymphödem oder venöse Beschwerden haben, achten Sie darauf, dass die Wassertemperatur nicht mehr als 30° Celsius beträgt.
- **Krafttraining in Maßen und Gymnastik:** Durch gezielte Kontraktion der Skelettmuskulatur wird die Muskelpumpe der Waden aktiviert. Dabei erhöht sich der Druck auf die Gefäßwände, was zu einem verbesserten Rückfluss der Lymphe in den Lymphgefäßen führt.
- **Reiten oder Nordic Walking:** Durch die Vorwärts- und Rückwärtsbewegungen der Arme beim Nordic Walking oder Reiten werden die Muskel-, Venen- und die Wadenpumpe aktiviert und so der venöse Rückstrom gefördert – was den Abtransport der Lymphe unterstützt.
- **Yoga und Pilates:** Übungen, mit denen Sie Ihre Muskeln abwechselnd an- und entspannen, fördern den Lymphtransport, ebenso wie langes und tiefes Atmen. Es gibt auch Yogatrainings, die speziell den Lymphfluss fördern sollen – fragen Sie in den Yogastudios in Ihrer Umgebung nach.

Bäder, Wechselduschen und Wassertreten. Ein zwischen 35 und 38 Grad warmes Vollbad kann die Wasserausscheidung anregen. Wenn Sie zusätzlich Rosmarinöl verwenden hat es auch eine durchblutungsfördernde Wirkung. Ebenso eignen sich Wechselduschen, Kniegüsse und Wassertreten. Sie haben eine massierende und anregende Wirkung auf das gesamte Lymphsystem. Mehr dazu ab Seite 94.

Basenreiche Ernährung. Basische Ernährung kann entsäuernd wirken und unterstützt so das Bindegewebe, die Lymphe, den Dünndarm und alle anderen Organe und Körperbereiche, die einen basischen pH-Wert brauchen. Lesen Sie ab Seite 86 über den Mehrwert einer basischen Kost.

Ausreichend trinken. Lymphe und Blut bestehen hauptsächlich aus Wasser – und brauchen auch Wasser. Wenn Sie zu wenig trinken, wird der ganze Körper zu wenig durchspült und kann sich schlechter von Giftstoffen befreien. Jeden Tag 1,5 bis 2 Liter sollten es schon sein. Damit stellen Sie sicher, dass genügend Lymphflüssigkeit zur Verfügung steht, um die Gewebe ordentlich zu spülen. Wasser ist immer das Getränk erster Wahl, aber auch Heiltees aus Brennnesseln, Birkenblättern, Ackerschachtelhalmkraut, Löwenzahn oder Rosskastanie können dem Lymphfluss unterstützen.

Tiefes Atmen. Eine tiefe Atmung fördert die Reinigung des Lymphsystems.[1] Atmen Sie deshalb mehrmals am Tag bewusst und tief in Ihren Brustkorb und Bauch hinein (Yogaatmung), beim Einkaufen, beim Kochen, beim Fernsehen oder eben auch vor den Gymnastikübungen.

Diese Übung trainiert Ihre Atmung

1. Setzen Sie sich auf den Boden in den Schneidersitz oder auf einen Stuhl und richten Sie Rücken, Nacken und Kopf gerade auf.
2. Atmen Sie nun langsam ein. Heben Sie dabei Ihre Bauchdecke nach vorne. Das Zwerchfell bewegt sich dadurch automatisch nach unten und Ihr Atem bekommt mehr Raum. Um den Brustkorb zusätzlich zu weiten, heben Sie Ihre Rippen mit den Händen etwas an.
3. Atmen Sie langsam aus. Das Ausatmen sollte oben beginnen. Das heißt, entspannen Sie Ihre Hals- und Brustmuskulatur, senken Sie die Rippen und ziehen Sie am Ende den Bauch gut ein.

Das Bindegewebe – mehr als bloß ein Lückenfüller

Das Lymphsystem sorgt also dafür, dass die Lymphe aus dem Bindegewebe abtransportiert wird. Warum ist dieses Gewebe so bedeutend für unseren Körper, unsere Gesundheit – und unsere Figur? Das Bindegewebe ist – wie der Name schon sagt – ein dreidimensionales Netz, das alle anderen Gewebearten im Körper verbindet, trennt und stützt. Man kann es fast mit Klebstoff vergleichen, der diese zusammenhält und dafür sorgt, dass alle Organsysteme harmonisch miteinander funktionieren. Das Bindegewebe besteht aus Zellen, den sogenannten Fibrozyten, die von einer Flüssigkeit umgeben sind, die extrazelluläre Matrix (EZM), Interzellularsubstanz oder auch Zwischenzellsubstanz genannt wird. Sie ähnelt in ihrer Konsistenz und Klebrigkeit ein bisschen dem rohen Eiweiß des Hühnereies.

Das Bindegewebe ist formgebend und formerhaltend – grob werden drei Formen unterschieden:

- **das zellreiche Mesenchym**, das embryonale Bindegewebe, eingelagert in der extrazellulären Matrix mit vielen retikulären Fasern,
- **das eigentliche Bindegewebe**, das noch weiter in lockeres und straffes Bindegewebe unterteilt wird,
- **das spezialisierte Bindegewebe** – dazu zählen das retikuläre Bindegewebe, Blut-, Knochen-, Knorpel- und Fettgewebe.

Wenn umgangssprachlich von Bindegewebe die Rede ist, ist das lockere Bindegewebe gemeint. Es liegt als Füllmaterial in fast allen Hohlräumen des Körpers und verbindet die Organe zu einem gesamten Organismus. Es dient als Wasserspeicher, Verschiebeschicht und übernimmt auch viele wichtige Aufgaben bei Abwehr und Regeneration. Es besteht zu fast gleichen Teilen aus Zellen (Fibroblasten), Fasern und Grundsubstanz. Der Hauptbestandteil der Grundsubstanz ist eine Säure, die wir in der Kosmetik schon seit Jahren zu schätzen wissen: die Hyaluronsäure. Ihre wichtigste Funktion besteht darin, Wasser zu binden, um das Gewebe feucht und geschmeidig und das Bindegewebe prall und straff zu halten.

Die faserigen Bestandteile bestehen vor allem aus kollagenen und elastischen Fasern. Die kollagenen Fasern sind ein zugfestes Element: Da sie sich kaum dehnen lassen (max. 5 Prozent), sind sie für die Kraftübertragung perfekt geeignet. Die elastischen Fasern sind in ihrem gedehnten

Zustand so lang wie die daneben liegenden kollagenen Fasern – so wird die elastische Faser vor einer Überdehnung oder Zerreißen geschützt. Die starken kollagenen Fasern sind im Bindegewebe leider etwas spärlich vorhanden und im lockeren Netz angeordnet. Auch vor diesen Fasern macht der Alterungsprozess nicht halt, und sie sind nicht vor Abnutzung gefeit. Wird eine Faser über längeren Zeitraum gedehnt, zieht sie sich nach Entlastung nur langsam wieder auf die ursprüngliche Länge zurück. Das ist auch der Grund, warum nach einer Diät mit größerer Volumenreduktion die Haut nicht im gleichen Maße zurückgehen kann. In der Haut führt das Altern der elastischen Fasern zu Falten, bei Schwangerschaftsstreifen wird die elastische Faser überdehnt und das kollagene Fasernetz zerreißt. Im Gegensatz dazu besitzt straffes Bindegewebe (z.B. die Dermis der Haut) eine hohe Dichte an Kollagen.

Kollagen – das Powerstrukturprotein

Mit über 30 Prozent Anteil an der Gesamtmasse aller Proteine ist Kollagen das am häufigsten vorkommende Eiweiß in unserem Körper. Seinen Namen erhielt das Kollagen (altgriechisch für „Leim erzeugend“) aufgrund seiner früheren Nutzung als Knochenleim. Es ist auch der Hauptstoff für die Herstellung von Gelatine.

Betrachtet man die Größe und die umfassende Bedeutung des Bindegewebes für das Leben, ist es nicht verwunderlich, dass es auch als „Grundsystem des Körpers“ bezeichnet wird. Daher wird es in der modernen Medizin als Organ[2] mit vielerlei Funktionen und Fähigkeiten gesehen. Für Andrew Taylor Still, den Begründer der Osteopathie, ist das Bindegewebe der Behälter der Flüssigkeiten der Träger der Lebenskraft, das gleichzeitig als Teiler und Vereiniger des Organismus gilt. Da alle Informationen und Stoffe von den Blutkapillaren zur Zelle immer über das Bindegewebe laufen, ist dessen Struktur entscheidend für die Funktion des Körpers. Dabei nimmt das Bindegewebe eine zweite wichtige Funktion ein. Durch den hohen Wasseranteil ist das Bindegewebe ein optimaler Lebensraum für die Zellen. Sie bekommen Mineralstoffe, Energie und sämtliche notwendigen Baustoffe – leidet eine Körperzelle an einem Mangel, kann sie jeden Nährstoff der Gewebeflüssigkeit aufnehmen – vorausgesetzt, dass diese notwendigen Nährstoffe durch eine gute und ausgeglichene Ernährung vorhanden sind. Eine weitere lebenswichtige Funktion des Bindegewebes ist die Steuerung des Gleichgewichts zwischen Säuren und Basen.

Das Bindegewebe kann noch mehr: Es ist auch Nährstoffspeicher. Hier decken dann alle Zellen ihren Nährstoffbedarf – der Überschuss wird gleich im Bindegewebe gespeichert. Das bedeutet, dass sich bei Übergewichtigen nicht nur das Fettgewebe ausdehnt, sondern auch das Unterhautgewebe auch schon einmal mehrere Zentimeter dick werden kann. Welche Nährstoffe das Bindegewebe speichert, hängt von der Art der Ernährung ab.

So leistungsfähig unser inneres Netz ist, so empfindsam ist es auch. Der österreichische Arzt Dr. Alfred Pischinger meinte, dass ein Stimulus an jeglichem Punkt sofort durch das gesamte Netzwerk des Bindegewebes übermittelt wird. Dies kann nicht nur eine Verletzung, sondern auch ein ungesunder Lebensstil sein. Durch Überforderung (zu viel und falsche Belastung, falsche Ernährung und Übergewicht), aber auch durch Unterforderung (keine Bewegung) nimmt nicht nur das feine Bindegewebe Schaden, sondern auch die Figur – und schließlich auch die Gesundheit.

Fett – Energiespeicher mit Wachstumspotenzial

Eine Sonderform des Bindegewebes ist das Fettgewebe, das zum retikulären Bindegewebe zählt. Fettgewebe kommt fast überall im Körper vor, um die 80 Prozent des Körperfetts wird aber direkt unterhalb der Haut gespeichert, die restlichen 20 Prozent finden sich im Bauchraum und in der Nähe der großen Organe wie Herz, Leber und Nieren. Das Fettgewebe besteht aus großen Zellen, den Adipozyten. Es wird von keiner extrazellulären Matrix zusammengehalten, die Zellen sind lediglich durch ein paar elastische und feine Kollagenfasern verbunden. Dabei sind immer mehrere Fettzellen zu einem Ballon gebunden und werden von einer Arterie ernährt. Dieser Fettballon enthält keine Lymphgefäße, sodass die entstehende Lymphflüssigkeit erst durch feine Spalten zu den Lymphkapillaren abfließen muss.

Fettgewebe – ein hoch komplexes endokrines Organ

Das Fettgewebe ist der Energiespeicher unseres Körpers. Jede dieser Zellen ist mit Lipiden, also Fetttröpfchen, gefüllt, die bei einer vermehrten Energiezufuhr mehr und mehr anschwellen können (Fettsäuresynthese). Im Gegenzug können sie bei Nahrungsmangel dem Stoffwechsel die Energie wieder zuführen (Lipolyse). Beide Vorgänge werden unter anderem durch die Hormone Insulin und Glucagon beeinflusst. Fett hat auch eine isolierende Wirkung: Es schützt vor Kälte, Stößen und gibt dem Körper seine Form. Und es ist das größte Hormon produzierende Gewebe des Körpers. Etwa hundert der in Fettzellen gebildeten Substanzen konnten bis jetzt identifiziert werden. Viele von ihnen sind bekannt dafür, dass sie eine Rolle bei Entzündungen (z. B. Zytokine) oder bei der Regulation des Blutdrucks spielen. Diese Entzündungswerte zeigen sich bei einer Laboruntersuchung des Blutes zum Beispiel unter dem Laborwert CRP.

Daher nimmt das Fettgewebe als hoch komplexes, endokrines Organ Einfluss auf den gesamten Organismus („Endokrin" bezeichnet die Sekretionsweise von Drüsen oder Drüsenzellen, die ihre Stoffe direkt ins Blut abgeben). Nicht nur der Blutdruck wird beeinflusst, auch die Gerinnungsfaktoren, der Appetit, das Immunsystem und vieles mehr. Schließlich produziert es auch das Hormon Östrogen – und nach den Wechseljahren stammen praktisch alle Östrogene bei Frauen aus dem Fettgewebe. Aus diesem Grund haben Frauen mit höherem Gewicht einen höheren Östrogenspiegel und damit häufig geringere Probleme mit Osteoporose. Die Speicherung der Energie erfolgt in Form von Triglyzeriden. Je nach Ernährung kann im Volumen einer Fettzelle bis zu 95 Prozent von Triglyzeriden eingenommen werden. Dabei sind diese Fettzellen unglaublich dehnbar: Je nach Ernährungssituation misst ihr Durchmesser zwischen 10 und 200 µm (0,2 mm) – das bedeutet, diese Zellen können sich um das 8.000-fache vergrößern.

Die Menge der Fettzellen wird in der Kindheit festgelegt. Jeder erwachsene Mensch besitzt unabhängig von seinem Gewicht um die 40 Milliarden Fettzellen. Welche Faktoren in der Kindheit und Jugend die Fettzellanzahl bestimmen, ist (noch) weitgehend unbekannt. Diese Anzahl, so haben Forscher rund um Kirsty Spalding vom *Karolinska Institut* in Stockholm entdeckt, bleibt allerdings ein Leben lang konstant.

Offenbar reguliert der Körper seinen Stoffwechsel nach Beginn des Erwachsenwerdens so, dass die einmal festgelegte Zahl an Fettzellen beibehalten wird. Auch bei einer Diät nimmt lediglich das Volumen der Fettzellen ab, nicht deren Anzahl. Das könnte bedeuten, dass Menschen, die während ihrer Kindheit dick werden, es im späteren Leben schwerer haben, Gewicht zu reduzieren, verglichen mit Personen, die erst während ihres Erwachsenenlebens Pfunde zulegen. Plausibel für diese frühzeitige Fettzellen-Anlage wären sowohl genetischer Einfluss als auch die Auswirkungen einer frühzeitigen Fehlernährung.

Die Basisinformation wird oft bereits im Mutterleib gelegt: Selbst Embryos bekommen schon vieles mit. Das Kind einer übergewichtigen und fehlernährenden Schwangeren hat ein großes Risiko, selbst übergewichtig zu werden. Auch Vorlieben und Abneigungen in puncto Ernährung können jetzt schon entstehen. So zeigen Untersuchungen, dass Babys von Müttern, die während der Schwangerschaft etwa viel Anis gegessen haben, sich vom doch sehr speziellen Geruch von Anis beruhigen ließen. Im Umkehrschluss bedeutet das: Je gesünder und vielseitiger man sich während der Schwangerschaft ernährt, desto höher die Chance, ein normalgewichtiges Kind mit vielseitigen Vorlieben für gesunde Ernährung zu bekommen. Selbstverständlich ist später auch Vorbildfunktion der Eltern ausschlaggebend für das spätere Gewicht.

Wichtig ist die Erkenntnis, dass die Fettzellen (Adipozyten) bei Übergewicht besonders große Mengen „Adipokine" produzieren. Je mehr Fettzellen vorhanden sind, desto mehr dieser Botenstoffe werden gebildet – und diese beginnen, andere Körpersignale zu übertönen. Erst wenn eines Tages das Insulin nicht mehr richtig wirkt und Diabetes (Blutzuckererkrankung) entsteht, wird offensichtlich, dass der Stoffwechsel aus dem Ruder gelaufen ist. In jüngster Zeit wurden Adipokine zunehmend für das erhöhte Auftreten von und die Sterblichkeit durch Krebserkrankungen bei Adipositas verantwortlich gemacht.[3]

Daher gilt: Zuviel Fettgewebe ist nicht nur ein kosmetisches Problem, sondern stellt aufgrund seiner epidemieartigen Zunahme und den Begleiterkrankungen ein ernstzunehmendes, gesundheitliches Problem dar, das auch bei Kindern und Jugendlichen immer dramatischer wird. Es geht mit einem erhöhten Risiko für Bluthochdruck, Herzkrankheiten, Schlaganfall, Diabetes mellitus, Schlaf-Apnoe-Syndrom, Gelenkbeschwerden und vielen anderen Erkrankungen einher.

Abhängig davon, wie die Lipide in der Zelle verteilt sind, wird Fettgewebe in weißes und braunes eingeteilt:

- **Weißes Fettgewebe** (univakuoläres) dient als Energiespeicher, Wärmeisolator oder Druckpolster. Weißes Fettgewebe (WAT, white adipose tissue) speichert in erster Linie Energiereserven in Form von Triglyzeriden und ist das bei Erwachsenen vorherrschende. Die Fettzellen unterliegen dabei einem stetigen Auf- und Abbau, Fettzellen sterben ab (Apoptose) und werden durch neue ersetzt (Adipogenese).
- **Speicher- und Baufettgewebe.** Das Speicherfett besteht zum überwiegenden Teil aus Triglyceriden. Diese Fette sind ideale Reservestoffe, weil sie im Körper wasserfrei eingelagert werden können. Sie haben einen etwa doppelt so hohen Energiegehalt wie Kohlenhydrate oder Proteine (siehe Kalorientabelle). Um ein Kilo dieses Speicherfetts abzubauen, muss man 7.000 bis 9.000 Kilokalorien einsparen. Das Baufett ist ein sogenanntes Depotfett und kommt unter anderem an den Fußsohlen, an den Handflächen und Wangen, in den Nieren und auch hinter den Augen vor. Es dient vorwiegend der mechanischen Stabilisierung und wird bei einer Gewichtsabnahme oder -zunahme zunächst auch nicht angegriffen. Es ist die letzte Reserve und der Grund dafür, dass bei extremen Hungersnöten der Mensch schließlich eingefallene Wangen bekommt.
- **Braunes Fettgewebe** (plurivakuoläres) zeichnet sich durch seinen hohen Gehalt an Mitochondrien aus. Sie verbrennen Lipide, wodurch Wärme entsteht (Thermogenese). Die Wärme wird über das Blut auf den ganzen Körper verteilt. Dieses Fett ist bei Erwachsenen nur noch an wenigen Stellen (Rücken) zu finden, kommt aber bei Säuglingen vor – und bei Tieren, die Winterschlaf halten.

Doch selbst wenn man vorbelastet ist, muss das nicht bedeuten, dass man Übergewicht bekommt oder nichts dagegen tun kann. Mit Verantwortung und einem gesunden Umgang mit sich selbst, kann man auch der genetischen Neigung und der Erziehung ein Schnippchen schlagen und schlank und gesund durchs Leben gehen.

Jetzt kommen wir allerdings zu einer Ungerechtigkeit der Natur, wogegen wir nichts tun können. Frauen haben von Natur aus nicht nur ein anderes Fettgewebe als Männer, sondern auch mehr davon. Es ist im Durchschnitt an Beinen, Hüften und Oberarmen fast doppelt so dick.

Kalorien – eine wichtige Maßeinheit
Kilokalorien (kcal) kommt vom lateinischen Wort „calor" – „Wärme". Eine Kilokalorie ist die Energiemenge, die notwendig ist, um einen Liter Wasser um ein Grad zu erwärmen. In der Ernährungsmedizin gibt die Kalorie den Brennwert eines Lebensmittel an. Dieser zeigt, wie viel Energie der menschliche Körper durch Verstoffwechslung daraus gewinnen kann. Aus allen Nährstoffen entstehen beim Abbau Kohlendioxid (CO_2), Wasser (H_2O) sowie Wärme und freie Energie in Form von ATP (Adenosintriphosphat). Die Einheit Kilokalorie ist aufgrund internationaler Vereinbarungen durch die Einheit „Kilojoule" ergänzt worden, die auf den englischen Physiker J. P. Joule zurückgeht.

1 Kilokalorie	=	4,184 Kilojoule
1 Kilojoule	=	0,239 Kilokalorien

Jeder Nährstoff, in Gramm angegeben, hat einen bestimmten kcal/kJ-Wert.

1 g Eiweiß	entspricht 4,1 kcal	oder 17 kJ
1 g Kohlenhydrat	entspricht 4,1 kcal	oder 17 kJ
1 g Fett	entspricht 9,3 kcal	oder 39 kJ
1 g Ethanol (Alkohol)	entspricht 7,1 kcal	oder 29 kJ

Während bei Männern das Bindegewebe eine scherengitterartige Struktur zeigt, ist das weibliche Bindegewebe parallel angeordnet – was für eine Schwangerschaft notwendig ist, aber auch Cellulite begünstigt. Dazu kommt: Männer haben in der Regel mehr Muskelmasse als Frauen. Ihr höherer Testosteronspiegel unterstützt den Muskelaufbau. Je mehr Muskulatur der Körper hat, desto höher steigt der Stoffwechsel. Fett sorgt hingegen dafür, dass der Stoffwechsel sinkt. Frauen haben daher häufig einen niedrigeren Stoffwechsel als Männer. Der weibliche Körper benötigt das Fettgewebe, um die weiblichen Hormone im Gleichgewicht zu halten. Lange Rede, kurzer Sinn: Frauen habe dadurch einen anderen Stoffwechsel als Männer und einen geringeren Kalorienbedarf.

Wohlfühl- oder schon Übergewicht?

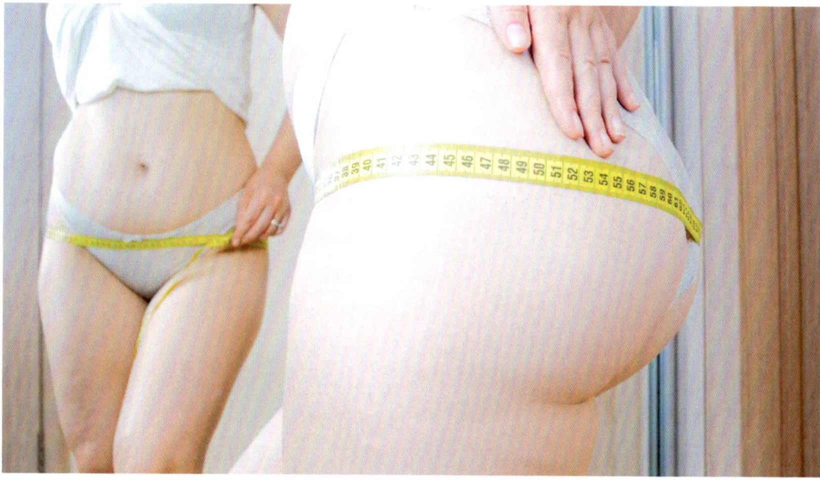

Der Energiespeicher des Fettgewebes war in Zeiten von Hungersnöten durchaus sinnvoll, aber in der heutigen Überflussgesellschaft ist dieser „Überlebenstrick" unseres Organismus verantwortlich für Übergewicht und Adipositas. Das zeigen auch die Zahlen im DACH-Raum: Dem Österreichischen Ernährungsbericht 2017 zufolge sind 41 Prozent der untersuchten erwachsenen Bevölkerung (18 bis 64 Jahre) übergewichtig bzw. adipös. Auch in Deutschland sehen die Zahlen nicht viel anders aus: Laut dem Statistischen Bundesamt Wiesbaden gilt mehr als die Hälfte aller Erwachsenen in Deutschland als übergewichtig. In der Schweiz sind die Zahlen laut dem Bundesamt für Statistik nur wenig besser: Hier gelten rund 42 Prozent der erwachsenen Bevölkerung als übergewichtig, davon sind 11 Prozent adipös.

Zum besseren Überblick gibt es im Folgenden eine Zusammenfassung der wichtigsten Parameter. All diese Werte, Formeln und Tabellen sind ein Versuch, das Körpergewicht auch für den Laien zu analysieren. Es dient lediglich zum schnellen Überblick über seinen persönlichen Status quo.

Der BMI

Die Maßzahlen wurden erstmals 1832 von Adolphe Quetelet verwendet und nach dem Ersten Weltkrieg von Ignaz Kaup weiterentwickelt. Der BMI („Body-Mass-Index“ – der „Körper-Gewichts-Index“) bezieht die Körpermasse auf das Quadrat der Körpergröße. Er darf allerdings nicht überbewertet werden und gilt mittlerweile als veralteter und ungeeigneter Parameter, da er weder Statur, Geschlecht oder die individuelle Zusammensetzung der Körpermasse aus Fett- und Muskelgewebe berücksichtigt. Schließlich hätte niemand Arnold Schwarzenegger als übergewichtig bezeichnet, obwohl er als „Mister Olympia“ einst einen BMI von 31,5 hatte. Dennoch wird der BMI heute noch häufig als Maßeinheit miteinbezogen. Die Formel für die Berechnung lautet:

> „Körpergewicht (in Kilogramm) dividiert durch die Körpergröße zum Quadrat (in Meter)“

Die Klassifizierung des BMI wird von der Weltgesundheitsorganisation (WHO) so festgelegt.

FÜR FRAUEN

Alter	Untergewicht	Normalgewicht	leichtes Übergewicht	Übergewicht
16–24	<18	19–24	25–28	>29
25–34	<19	20–25	26–29	>30
35–44	<20	21–26	27–30	>31
45–54	<21	22–27	28–31	>32
55–64	<22	23–28	29–32	>33
65–90	<23	24–29	30–33	>34

FÜR MÄNNER

Alter	Untergewicht	Normalgewicht	leichtes Übergewicht	Übergewicht
16	<18	19–24	25–28	>29
17–24	<19	20–25	26–29	>30
25–34	<20	21–26	27–30	>31
35–44	<21	22–27	28–31	>32
45–54	<22	23–28	29–32	>33
55–64	<23	24–29	30–33	>34
65–90	<24	25–30	31–34	>35

Das Körperfett

Eine weitaus vernünftigere Auskunft über die gesundheitliche Situation des Körpers kann eine Körperfettwaage geben. Sie bestimmt auch die Wasser-, Fett- und Muskelmasse im Körper. Die Aussagekraft ist deshalb weit höher. Athletische Menschen zum Beispiel haben ein relativ hohes Gewicht, weil Muskeln ein höheres Gewicht als Fett haben, und wirken dennoch schlank. Bei einem gesunden Menschen macht das Fettgewebe etwa 10 bis 25 Prozent des Körpergewichts aus.

Als Grundregel gilt: Frauen sollten einen Körperfettanteil von unter 25 Prozent, Männer von unter 20 Prozent haben.

Adipositas besteht, wenn der Anteil der prozentualen Fettmasse am Körpergewicht bei Frauen 30 Prozent, bei Männern 20 Prozent übersteigt. Die exakte Bestimmung der Körperfettmasse ist nur mit relativ aufwendigen Methoden möglich ist.

Das Taille-Hüfte-Verhältnis/Waist-to-Hip-Ratio (WHR)

Mit diesem Wert kann das Körperfettverteilungsmuster ermittelt werden. Für die Messung brauchen Sie ein normales Schneidermaßband. Der Taillenumfang wird zwischen Beckenkamm und der untersten Rippe gemessen, der Hüftumfang an der breitesten Stelle des Gesäßes.

Die Formel lautet: „WHR = Taillenumfang (in cm) dividiert durch Hüftumfang (in cm)“

Risiko für Erkrankungen	Männer	Frauen
Risikobasiswert 1,0	< 0,859	< 0,72
1,59 x erhöhtes Risiko	0,86–0,909	0,72–0,759
2,32 x erhöhtes Risiko	0,91–0,949	0,76–0,799
2,85 x erhöhtes Risiko	0,95–0,999	0,80–0,839
3,57 x erhöhtes Risiko	1,0–1,039	0,84–0,879
5,04 x erhöhtes Risiko	> 1,04	> 0,88

Es wird zwischen zwei unterschiedlichen Verteilungsmustern unterschieden. Unabhängig vom Geschlecht können sowohl bei Männern als auch bei Frauen beide Typen vertreten sein.

- **Gynoider Typ – Birnentyp.** Beim Birnentyp ist das Fett besonders unter der Haut (subkutan) im Bereich von Po, Hüften und Beinen zu finden. Diese Fettspeicher werden in erster Linie als Energiespeicher verwendet. Ein solches Verteilungsmuster hat weniger Einfluss auf das Risiko von adipositasbedingten Komplikationen als die androide Fettverteilung. Bei Frauen liegt der Grenzwert bei 0,85. Bei Männern liegt der Birnentyp bei einem WHR über 1,0.

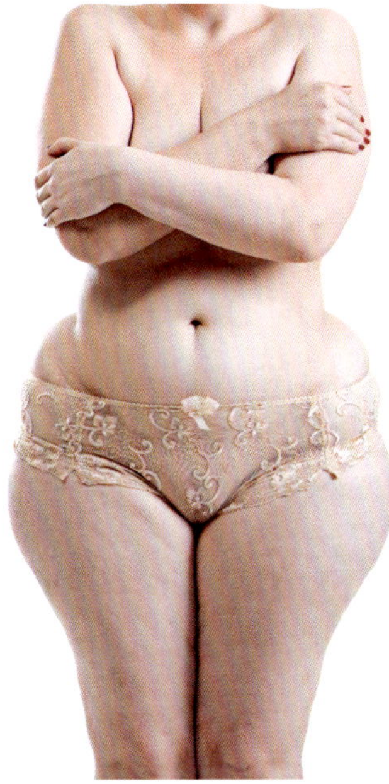

- **Androider Typ – Apfeltyp.** In diesem Fall ist das Körperfett besonders im Bereich des Oberbauchs zu finden. Dieses Fett ist sehr stoffwechselaktiv. Es ist in der Lage, entzündungswirksame Substanzen zu bilden. Aus diesem Grund ist das Risiko von negativen Folgeerscheinungen wie einer Insulinresistenz, koronaren Herzkrankheiten oder anderen Herz-Kreislauf-Erkrankungen bei dieser Fettverteilung erhöht. Bei Männern spricht man vom Apfeltyp bei einem WHR > 1,0. Bei Frauen liegt der Grenzwert bei 0,85.
- **Spezialfall Lipödem.** Da die Symptomatik des Lipödems besonders die Hüftregion betont, der Körperstamm ab der Taille jedoch „normal" bleibt, verringert sich automatisch der Quotient aus beiden Messwerten und unterscheidet so das Lipödem von Adipositas.

Das Taille-Größe-Verhältnis/Waist-to-Height-Ratio (WHtR)

Dieser Quotient bezeichnet das Verhältnis zwischen Taillenumfang und Körpergröße und zeigt die Menge und Verteilung des Körperfett. Im Gegensatz zum BMI und dem WHR bietet er eine größere Aussagekraft bezüglich Übergewicht und Lipödem.

Die Formel lautet: „WHR = Taillenumfang (in cm) dividiert durch Körpergröße (in cm)."

Klassifikation	Frau	Mann
extrem dünn	bis zu 0,34	bis zu 0,34
dünn	0,34–0,41	0,34–0,42
gesund	0,42–0,48	0,43–0,52
übergewichtig	0,49–0,53	0,53–0,57
stark übergewichtig	ab 0,54	ab 0,58

Einteilung laut World Health Organization (WHO)

Grundsätzlich gilt ein Wert von >0,5 als gesundheitskritisch für Menschen unter 40 Jahren. Zwischen 40 und 50 Jahren wird der kritische Wert zwischen >0,5 und >0,6 angegeben. Bei den über 60-Jährigen sind Werte ab 0,6 als kritisch für die Gesundheit anzusehen.

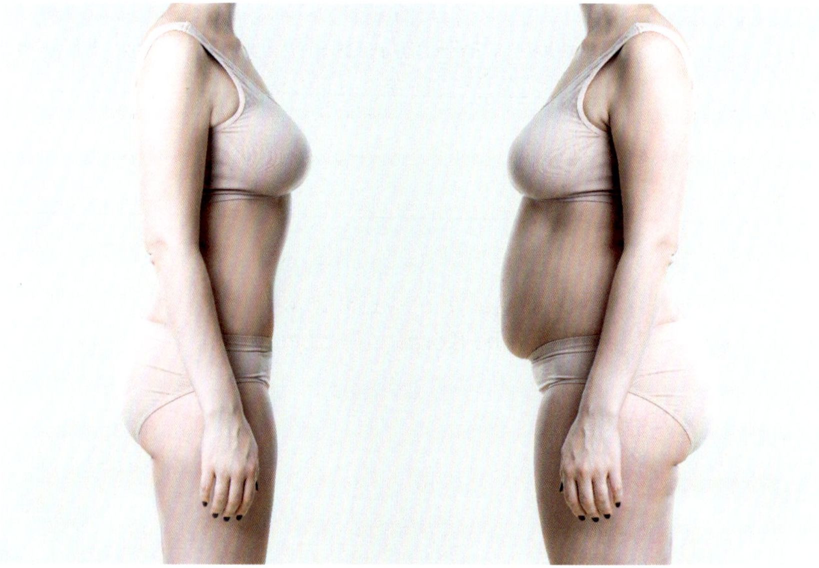

Der Bauchumfang

Der letzte wichtige Wert in Sachen Gesundheit ist der Bauchumfang. Wissenschaftliche Studien haben bewiesen, dass durch ihn besser Rückschlüsse auf ein Herzinfarktrisiko gezogen werden können als durch den BMI. Er gibt indirekt Auskunft über die Menge an Viszeralfett, jene in der Bauchhöhle liegende Fettschicht, die sich bei ungesunder Ernährung und mangelnder Bewegung bildet. Den Bauchumfang messen Sie, indem Sie die Mitte zwischen der Hüftknochenoberkante und dem unteren Rippenbogen ertasten. Männer wie Frauen können zwei Querfinger über dem Beckenkamm anlegen und finden damit ihren „Äquator“. Wenn zu viel Speck auf den Hüften sitzt, bildet der Bauchnabel einen guten Anhaltspunkt, entweder exakt auf ihm oder sehr knapp darüber messen Ärzte den Bauchumfang. Messen Sie zwischen zwei Atemzügen, das Band darf dabei ruhig eng am Körper anliegen, aber nicht einschnüren. Frauen sollten in der ersten Zyklushälfte messen. Der ideale Zeitpunkt ist morgens nach dem Toilettengang, aber vor dem Frühstück. Im Grunde geht es hier um den Taillenumfang, der bei einer „Normalfigur“ die schmalste Stelle über dem Becken und unter den Rippen bildet. Genau dort bildet sich jedoch auch der dickste Bauch, weil sich die meisten Organe und das Bauchfettgewebe an dieser Stelle sammeln.

	alles gut	**erhöhtes Risiko**	**stark erhöhtes Risiko**
Frau	bis 79 cm	80–88 cm	über 88 cm
Mann	bis 94 cm	95–102 cm	über 102 cm

Klassifizierung des Bauchumfangs bei Erwachsenen (Quelle: WHO)

Merksatz für ein gesundes Leben:

„Der Bauchumfang sollte weniger
als die halbe Körpergröße betragen.“

Exkurs: Cellulite – die kleine Schwester des Lipödems?

Natürlich ist Cellulite kein Lipödem – und hat an sich nicht damit zu tun. Cellulite ist weder eine Erkrankung noch eine Entzündung. Cellulite bezeichnet das Sichtbarwerden des Fettgewebes in der Unterhaut. Dieser *Status protrusus cutis*, wie die Medizin sie nennt, ist aber ein ästhetisches Problem. Rund 80 Prozent der Frauen sind davon betroffen. Mit zunehmendem Alter wird die Cellulite häufiger, doch es können auch schon junge Frauen davon betroffen sein. Hauptsächlich tauchen die Dellen auf Hüften, Oberschenkeln und am Gesäß auf – manchmal auch auf Bauch, Oberarmen und Waden. Cellulite ist harmlos und nur in den seltensten Fällen schmerzhaft.

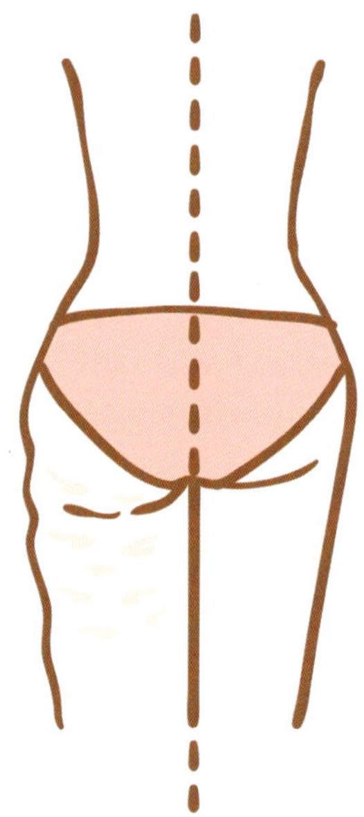

Die Ursache für die sogenannte „Orangenhaut" ist einmal mehr der unterschiedliche Aufbau des weiblichen Fett- und Bindegewebes – und das macht sie doch ein wenig zur „kleinen Schwester" des Lipödems. Denn die Erhebungen und Dellen sind nichts anderes als riesige Fettzellen, die vom Bindegewebe nicht mehr in der Unterhaut festgehalten werden konnten. Das Östrogen ist dafür verantwortlich, dass Frauen ihr Depotfett bevorzugt an Schenkeln und Po ablagern, ebenso sorgt es für die schon beschriebene elastischere Textur der Kollagenfasern. Hat sich die Cellulite erst einmal entwickelt, kommen Stoffwechselprobleme hinzu und verschlimmern die Situation noch: Die aufgeblähten Fettzellen behindern den Abfluss von Lymphe und Blut, wodurch Wasser in das umliegende Gewebe abgepresst wird. Ergebnis: Die Haut ringsherum schwillt zusätzlich an.

Die Cellulite wird in drei Stadien eingeteilt:

- In der ersten Stufe erkennt man Cellulite, wenn man die Haut an den betroffenen Stellen mit beiden Händen zusammenschiebt. Die typische Orangenhautstruktur wird dadurch sichtbar.
- Im zweiten Stadium ist sie bereits bei Seitenlicht oder unter Muskelanspannung zu erkennen.
- Im dritten Stadium ist die Cellulite schließlich auch in Ruhe nicht mehr zu übersehen.

Die Cellulite komplett loszuwerden, ist leider eine Illusion. Sie zu reduzieren und dafür zu sorgen, dass sie sich nicht hemmungslos ausbreitet, ist hingegen möglich.

Übergewicht vermeiden oder reduzieren. Dabei dürfen keine radikalen Diäten gemacht werden, denn diese rächen sich oftmals durch den bekannten Jo-Jo-Effekt mit noch mehr Cellulite.

Training der Haut. Durchblutungsfördernde Maßnahmen sind immer gut. Wechselduschen, Kniegüsse und Wassertreten haben eine massierende und anregende Wirkung auf das gesamte Lymphsystem – und somit auf die Cellulite.

Der Arzt kann helfen. Eine Fettabsaugung kann nicht nur einen Teil des Depotfetts entfernen, sondern auch die darüber liegende Haut straffen. So lässt sich auch die Cellulite reduzieren. Und natürlich sind auch medizinische Massagen (z.B. Endermologie) und Lymphdrainagen sehr sinnvoll, um den Lymphabfluss zu fördern.

Leider nein! Auch wenn es zu schön wäre: Anti-Cellulite-Cremen alleine haben meist kaum bis gar keinen Effekt auf die Cellulite. Es sind zwar viele sehr gute und anregende Wirkstoffe darin enthalten, aber diese kommen nicht bis in die Unterhaut. Gleiches gilt für Packungen und Bäder mit Algen- oder Mineralzusätzen. Diese mögen die Haut zwar äußerlich pflegen, gegen die Orangenhaut richten sie aber nichts aus.

Lipödem – wenn das Fett seine eigenen Wege geht

Das Lipödem (*Lipohyperplasia dolorosa*) ist eine angeborene, symmetrische und chronische Fettverteilungsstörung an den Extremitäten, die auch schmerzhaft ist. Meist ist der Oberkörper erheblich schlanker, die Hüften und Beine im Verhältnis sehr ausgeprägt. Die betroffenen Frauen brauchen bei Hosen und Röcken oft ein bis zwei Kleidergrößen mehr als bei der Oberbekleidung. Sehr oft sind auch die Arme von der Fettverteilungsstörung betroffen. Nicht jede Birnenfigur ist gleich ein ausgewachsenes Lipödem, denn auch die sogenannte Lipohypertrophie oder einfach ungleich verteiltes Übergewicht ist ein verbreitetes Problem.

Noch vor wenigen Jahren anerkannten viele renommierte Mediziner in aller Welt die Existenz dieser Erkrankung nicht und stempelten die Betroffenen einfach als übergewichtig, unsportlich und schwach ab. Zur Verteidigung der Ärzteschaft muss erwähnt werden, dass die Erkrankung in den medizinischen Lehrbüchern bis heute kaum bis gar nicht erwähnt wird und ein großer Teil der Lipödem-Patientinnen an zusätzlichem Übergewicht (Adipositas) leidet. Viele Lipödem-Patientinnen werden aber auch fehldiagnostiziert (z.B. mit Fibromyalgie, Rheuma oder Ähnlichem).

Es besteht daher eine hohe Dunkelziffer, was das Vorkommen der Erkrankung anbelangt, weil es nur wenige Studien mit meist niedrigen Fallzahlen gibt. So gibt es selbst in aktuellen Untersuchungen eine sehr hohe Schwankungsbreite. Zwischen elf und 39 Prozent aller Frauen in Deutschland, Österreich und der Schweiz leiden laut Untersuchungen an einem Lipödem unterschiedlicher Ausprägung. Weltweit wird die Zahl auf mindestens 370 Millionen Betroffene geschätzt. Kaukasierinnen, Afroamerikanerinnen und indische Frauen sind häufiger erkrankt. Übrigens: Diese Unterhautfettvermehrung betrifft nahezu ausschließlich Frauen. Bei Männern wurden lipödemähnliche Probleme bisher nur im Zusammenhang mit hormonellen Therapien oder bei einer Leberzirrhose beobachtet.

Die unterschiedlichen Fettgewebsvermehrungen und ihre Symptomatik

Adipositas (*adeps* = Fett) oder Fettleibigkeit ist eine Ernährungs- und Stoffwechselkrankheit mit starkem Übergewicht, das sich durch eine weiche, generalisierte und symmetrische Fettgewebsvermehrung des ganzen Körpers – bevorzugt jedoch am Rumpf – zeigt. Sie geht mit eingeschränkter Lebensqualität und hohem Risiko für Folgeerkrankungen und verkürzter Lebenserwartung einher. Ab einem BMI von 30 spricht man von Adipositas. Ursachen sind genetische Veranlagung, ungesundes Essverhalten, Bewegungsmangel, langsamer Stoffwechsel, Stress und verschiedene Erkrankungen.

Ein **Lipom** ist ein gutartiges Fettgeschwulst, das lokal auftritt. Mit einem Anteil von rund 16 Prozent sind diese die häufigsten gutartigen Tumore der Fettgewebszellen.

Die **Extremitäten-Lipohypertrophie** (*Lip* = Fett, *Hypertrophie* = Vergrößerung) zeichnet sich durch eine meist symmetrische Vermehrung und Vergrößerung des Unterhautfettgewebes von Extremitäten bei Frauen aus. Es gilt als eine genetisch bedingte Störung, die dazu führt, dass in den Armen und Beinen mehr Fettgewebe eingelagert wird als es dem Gewicht der Betroffenen entsprechen würde. Typische Zeichen sind konturarme, meist etwas kräftigere Waden, gamaschenförmiger Absatz auf Knöchelhöhe, kräftige Oberschenkel, häufig mit lockerem Gewebe, und die „Reiterhosen" bei Frauen. Eine Lipohypertrophie findet sich gelegentlich auch an den Armen. Es handelt sich um ein rein ästhetisch störendes Erscheinungsbild, und führt zu keinen Beschwerden. Allerdings kann sich aus einer Lipohypertrophie im Lauf der Zeit ein Lipödem entwickeln, insbesondere, wenn nichts gegen die Hypertrophie unternommen wird.

Bei der **Lipohyperplasia dolorosa**, umgangssprachlich als **Lipödem** (Lip = Fett, Ödem = Wassereinlagerung) bezeichnet, kommen auf der Basis des vermehrten Fettgewebes (wie bei der Lipohypertrophie) auch Beschwerden wie Spannungsschmerzen, Druckschmerzen oder Ruheschmerzen hinzu. Es handelt sich um eine chronische, häufig progrediente Erkrankung (fortschreitende Erkrankung), In manchen Fällen sind im Tagesverlauf zunehmende Beschwerden durch die Neigung zu Ödemen (Wassereinlagerungen) zu sehen. Diese können sich in einer Berührungsempfindlichkeit bis zu Berührungsintoleranz und/oder Dauerschmerzen äußern. Dennoch sind sich Experten auch heute nicht einig, ob Ödeme zur Diagnose des Lipödems vorliegen müssen oder ob es sich nicht um einen falsch eingebürgerten Namen der Erkrankung handelt. Im fortgeschrittenen Stadium kann sich zusätzlich ein Lymphödem ausbilden. Man spricht dann vom Lipo-Lymphödem.

Die Entdeckung einer Erkrankung

Obwohl man annehmen könnte, dass es sich bei dem Lipödem um eine typische Zivilisationserkrankung unserer Überflusszeit handelt, ist dem nicht ganz so. Das Krankheitsbild an sich scheint seit langer Zeit bekannt gewesen zu sein, wenngleich als eher seltene Erkrankung, da ausreichende Ernährung in früheren Zeiten ja nur wenigen privilegierten Menschen zur Verfügung stand. Der weitaus größere Teil der Menschen war unterernährt, was einer Lipödementstehung – vor allem einer deutlich sichtbaren – entgegenstand. Gut versorgt und daher auch für Lipödem anfällig waren daher wohl eher die Königinnen der früheren Hochkulturen. So gibt es eine Steinstatue der großen Göttin im Tempel Hal Tarxien auf der Insel Malta, die etwa um 3000 v. Chr. entstanden sein dürfte, die eindeutige Zeichen eines Lipödems zeigt. Auch ein Relief der mythischen Königin von Punt im ägyptischen Hatschepsut-Tempel in Deir el-Bahari in Ägypten zeigt eine Fettverteilungsstörung. Das Relief, das aus dem 15. Jahrhundert v. Chr. stammt, ist heute im Nationalmuseum in Kairo zu bewundern. Aber auch die rund 25 000 Jahre alte und elf Zentimeter kleine Statue „Venus von Willendorf“ ist ein historisches Beispiel für ein Lipödem.

Den Ausdruck „Lipödem“ gibt es allerdings noch nicht so lange. Er geht auf die US-Ärzte Edgar Van Nuys Allen und Edgar Alphonso Hines zurück, die 1940 erstmals das „Lipedema of the legs“ als ein Syndrom von fetten Beinen und orthostatischem Ödem beschrieben haben. Vielen Ärzten ist das Lipödem auch mehr als 80 Jahre nach dieser Erstbeschreibung noch weitgehend unbekannt. Leider. Und nach wie vor werden – selbst von Medizinern und medizinischem Fachpersonal – das Lipödem mit unterschiedlichen Synonymen benannt: Apositas dolorosa, dicke Beine der gesunden Frau, Säulenbeine, Krautstampfer, Fettbein, Fettödem, Lipidose, Reiterhosenfettsucht, schmerzhaftes Lipödemsyndrom, Sülzbein, zonale Adipositas.

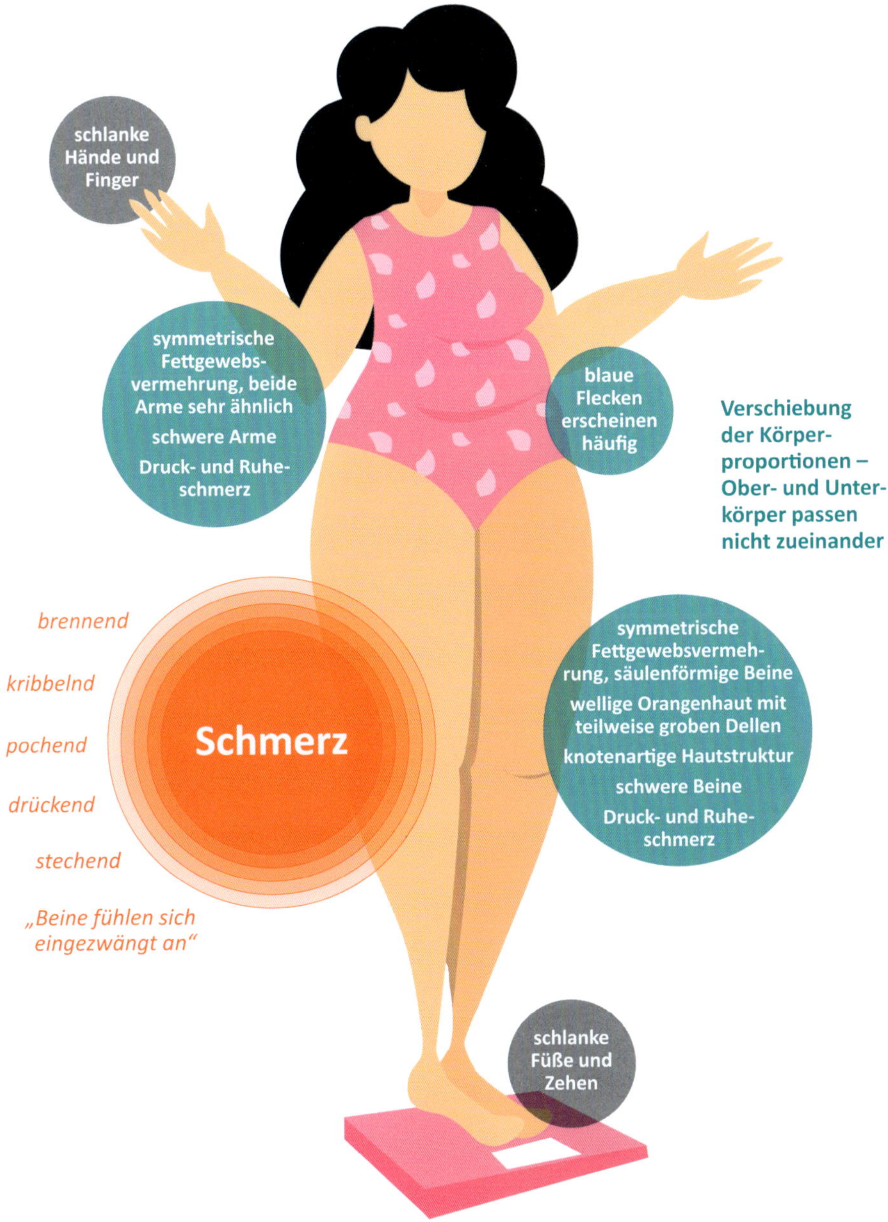
schlanke Hände und Finger
symmetrische Fettgewebsvermehrung, beide Arme sehr ähnlich
schwere Arme
Druck- und Ruheschmerz
blaue Flecken erscheinen häufig
Verschiebung der Körperproportionen – Ober- und Unterkörper passen nicht zueinander
brennend
kribbelnd
pochend
drückend
stechend
„Beine fühlen sich eingezwängt an“
Schmerz
symmetrische Fettgewebsvermehrung, säulenförmige Beine
wellige Orangenhaut mit teilweise groben Dellen
knotenartige Hautstruktur
schwere Beine
Druck- und Ruheschmerz
schlanke Füße und Zehen

In Österreich machte Dr. Matthias Sandhofer aus Linz das Lipödem bekannt. Schon in den Anfängen von „YouTube“ erkannte er das Potenzial, mithilfe dieser Plattform über die Erkrankung aufzuklären und so nicht nur seine Kollegenschaft zu informieren, sondern auch eine breite Masse an Frauen zu erreichen. Dr. Sandhofer war es auch, der im Juni 2017 den „1. Internationalen Lipödem-Kongress“ in Wien organisierte. Im Rahmen dieses Kongresses fand auch die erste internationale Konsensus-Konferenz statt, bei welcher die chirurgischen Leitlinien zur Erkrankung definiert wurden.

Typische klinische Zeichen des Lipödems:

- Beginn mit Pubertät, Schwangerschaft oder Menopause,
- Füße und Hände sind „fettfrei“ und ödemfrei (Ausnahme: Lipo-Lymphödem, sekundäres Lymphsystem, siehe Seite 54),
- das Stemmer'sche Zeichen ist negativ (Ausnahme: Lipo-Lymphödem, sekundäres Lymphsystem),
- nur geringfügige Dellenbildung,
- auffälliges Taille-Hüft-Verhältnis von <0,7/0,8,
- verhältnismäßig geringe Entstauungsergebnisse trotz intensiver kombinierter Entstauungstherapie,
- Schwere- und Spannungsgefühl sowie tastbares pralles Gewebe,
- auffällige Druckempfindlichkeit bis zur Druckschmerzhaftigkeit,
- deutliche Neigung zur Hämatombildung auch bei nur geringsten Berührungen aufgrund einer Blutkapillarwandfragilität im Lipödemfettgewebe,
- oberhalb der Knöchel staut sich das Fettgewebe meist besonders stark („Fettmuff“).

Das Krankheitsbild Lipödem

Im Normalfall ist die Anzahl an Fettzellen genetisch festgelegt und verändert sich nach der Pubertät nicht mehr. Wie erwähnt steigt auch bei Gewichtszunahme lediglich das Volumen der einzelnen Fettzellen, bei Gewichtsabnahme reduziert es sich. Bei Patientinnen, die an einem Lipödem leiden, kommt es im Unterschied dazu zu einer unkontrollierten Fettgewebevermehrung an den Extremitäten (Armen und/oder Beinen), die auch noch nach dem Ende der Pubertät weitergeht. Es handelt sich um eine voranschreitende Erkrankung, bei welcher es sowohl zu einer Vermehrung (Fettzellenhyperplasie) als auch zur Vergrößerung der Fettzellen (Fettzellenhypertrophie) kommt. Medizinisch gesehen liegen der Erkrankung mehrere Faktoren zugrunde. Die krankhafte Vermehrung des Unterhautfettgewebes bewirkt die Veränderungen.

Die gut durchbluteten Fettzellen des Lipödems sind zu Fettläppchen (Lobuli) gruppiert, die durch bindegewebige Scheidewände (Septen) voneinander getrennt sind. In diesem lipödemischen Gewebe liegen zahlreiche kleinste Blutgefäße (Kapillaren), die immer durchlässiger werden oder es bereits sind, was zu einer vermehrten Flüssigkeitsansammlung im Bindegewebe und mehr oder weniger sichtbaren Schwellungen führt. Diese Lymphe kann nur über Lymphgefäße abtransportiert werden, doch diese finden sich ausschließlich in den Septen, nicht aber in den Lobuli. Also gelangt die Flüssigkeit durch die labyrinthartigen Spalten zwischen den Fettzellen nur sehr langsam zu den Lymphgefäßen. Zusätzlich weisen beim Lipödem die Lymphkapillaren der Haut sackartige Erweiterungen (Aneurysmen) auf und die nachgeschalteten Lymphkollektoren sind

Falscher Name – eine heiße Diskussion

Schon seit Längerem wird innerhalb der medizinischer Fachkreise über die eingebürgerte Bezeichnung „Lipödem“ diskutieren. Denn an sich ist der Begriff „Ödem“ irreführend. Als Ödeme werden Schwellungen bezeichnet, die auf Druck nachgeben und deren Dellen eine kurze Zeit sichtbar bleiben. Beim Lipödem ist dies nicht der Fall. Daher ist an sich die Bezeichnung Lip-ÖDEM eigentlich falsch. Es gilt abzuwarten, ob sich hier ein neuer Name etablieren lässt!

korkenzieherartig deformiert. Durch diese Veränderungen erfolgt der Lymphfluss im lipödematösen Gewebe verzögert und eingeschränkt.

Die Haut im Bereich des Lipödems ist sehr dehnbar, daher ist der Druck innerhalb des Gewebes sehr niedrig – die Haut hat daher nicht die Rückstellkraft, um den Innendruck im Gewebe zu erhöhen, den die Gefäße zum Abtransport der Lymphe benötigen. Dadurch werden Venen und Lymphgefäße nicht ausreichend zusammengepresst, damit die Klappen, die den Blut- bzw. Lymphfluss in eine Richtung leiten, funktionieren können. Die schlaffe Haut kann auch den Muskeln keinen Widerstand entgegensetzen. Die Funktion der „Muskel- und Gelenkpumpe" ist somit stark eingeschränkt. Das Ergebnis: Blut „versackt" in den Blutgefäßen der Beine, und es tritt vermehrt Flüssigkeit in das umliegende Gewebe über.

Zudem produziert das lipodematöse Fettgewebe vermehrt Lymphflüssigkeit. Über die Jahre wird das gesunde Lymphgefäßsystem zunehmend belastet, dadurch funktioniert der Abtransport immer schlechter. Ist der Abfluss erst einmal deutlich überlastet, kommt es zur „Überschwemmung" des Fettgewebes mit Lymphe, wodurch die Spannung im Gewebe zunimmt. Das so belastete Gewebe wird zunehmend berührungs- und druckempfindlich, nach einigen Jahren kommen anhaltende Schmerzen dazu. Diese gelten als Hauptsymptom und erklären auch, weshalb das Lipödem medizinisch als *Lipohyperplasia dolorosa* (*lipo* = Fett, *hyper* = übermäßig, *plasia* = formen/bilden, *dolorosa* = schmerzlich) bezeichnet wird.

Schutz vor Überdruck

Damit es in den Venen nicht zu einem Überdruck kommt, senden die Nerven eine Art „Stauwarnung". Daraufhin ziehen sich die Arterien zusammen, wodurch sich der Blutfluss vermindert. So lässt auch der Druck in den Venen nach. Das nennt man den venoarteriellen Reflex. Bei einem ausgeprägten Lipödem ist auch dieser Reflex gestört. Die Arterien mindern nicht die Blutzufuhr, in den Venen kommt es zu einer Art Überschwemmung ... und auch diese Störung ist mitverantwortlich für die Entstehung von Ödemen und Schwellungen.

Der (lange) Weg zur richtigen Diagnose

Lipödeme werden selten schnell und richtig diagnostiziert. Oftmals müssen sich die Patientinnen anhören: „Sie sind zu dick, nehmen Sie ab!" oder „Machen Sie einfach mehr Sport und Bewegung!" Bis zur Diagnose *Lipohyperplasia dolorosa* durchleben viele eine lange Phase der Ungewissheit mit zahlreichen Arztbesuchen und so manchen Fehldiagnosen und falschen Ratschlägen. Dadurch dauert die Odyssee der Betroffenen oftmals sehr lange: So wird die Hälfte der Lipödeme erst nach zehn Jahren diagnostiziert, ein Viertel davon gar erst nach 30 Jahren.

Patientinnen mit Verdacht auf Lipödem können einen Phlebologen (Gefäßspezialist) oder einen Lymphologen aufsuchen. Die Diagnose wird typischerweise unter Berücksichtigung von Anamnese, also der Erhebung der individuellen Krankheitsgeschichte, durch eine Inspektion und Abtasten diagnostiziert. Vor der Abgrenzung zum Lymphödem tastet der Arzt die Haut ab und inspiziert die betroffene Stelle genau. Bei einem Lipödem ist die Außenseite der Oberschenkel empfindlicher als die Innenseite, während es im gesunden Zustand andersherum ist. Mit dem sogenannten paradoxen Kneiftest erhält der Arzt einen ersten Hinweis darauf, ob es sich bei den Symptomen tatsächlich um ein Lipödem handelt.

Einen aussagekräftigen Labortest gibt es nicht. Allerdings kann eine Ultraschalluntersuchung bei der Diagnose helfen, um Stauungszeichen im Fettgewebe darzustellen.

Eine weitere Untersuchungsmethode ist die indirekten Lymphographie. Hierbei werden die Lymphgefäße und deren Abfluss dargestellt. Doch diese Untersuchung ist teuer, unangenehm und nur in den seltensten Fällen wirklich notwendig. Ob bildgebende Diagnosetechniken wirklich notwendig sind? Die Erfahrungen zeigen, dass kompetente und erfahrene Untersucher meist nur mit einer Basisuntersuchung (Anamnese, Inspektion und Abtasten) in mehr als 90 Prozent der Fälle ein Lipödem eindeutig diagnostizieren können. Natürlich gilt auch hier: Ausnahmen bestätigen die Regel. Wichtig ist allerdings: Es sollten immer andere Leiden, die eine Beinschwellung verursachen oder verstärken können, ausgeschlossen oder behandelt werden.

Das Lipödem kann auf den ersten Blick mit dem Lymphödem verwechselt werden. Beides führt zu sichtbaren Schwellungen und ähnlichen Symptomen. Der Unterschied: Bei einem Lymphödem lagert sich

Gewebsflüssigkeit vor allem im Bereich der Zehen, Füße oder Finger und Hände ab, bei einem Lipödem hingegen fängt die Schwellung erst oberhalb des Knöchels (oder Handgelenks) an. In etwa zehn Prozent der Fälle liegt dem Lymphödem ein angeborener Fehler des Lymphsystems zugrunde – das gilt als primäres Lymphödem. Bei den restlichen 90 Prozent handelt es sich um ein sekundäres Lymphödem, das als Folge einer Erkrankung oder eines chirurgischen Eingriffs entsteht.

Einige Unterscheidungsmerkmale können bei der genauen Diagnose helfen: Die Symmetrie gibt Aufschluss über die vorliegende Verteilungsstörung.

Bei einem Lipödem verteilen sich die Fettzellen in den Beinen gleichmäßig, sodass zum Beispiel Umfang und Aussehen an beiden Beinen ähnlich sind. Ein Lymphödem hingegen zeigt meist eine gewisse Asymmetrie und zudem sind oft auch Hände und Füße von den Schwellungen betroffen. Diese bleiben beim Lipödem nahezu immer normal. Lässt sich anhand der Symmetrie und Optik keine eindeutige Diagnose stellen, hilft dem Arzt die Untersuchung auf Druckschmerz, denn nur das Lipödem ist wirklich schmerzhaft. Außerdem hilft das sogenannte Stemmer'sche Zeichen bei der Differenzierung zwischen Lipödem und Lymphödem. Um das Stemmer'sche Zeichen zu überprüfen, versucht man, an den Zehen eine Hautfalte abzuheben. Gelingt dies, ist der Test negativ und es handelt sich sehr wahrscheinlich um kein Lipödem. Kann keine Hautfalte abgehoben werden, ist das Stemmer'sche Zeichen positiv und es handelt sich um ein Lymphödem.

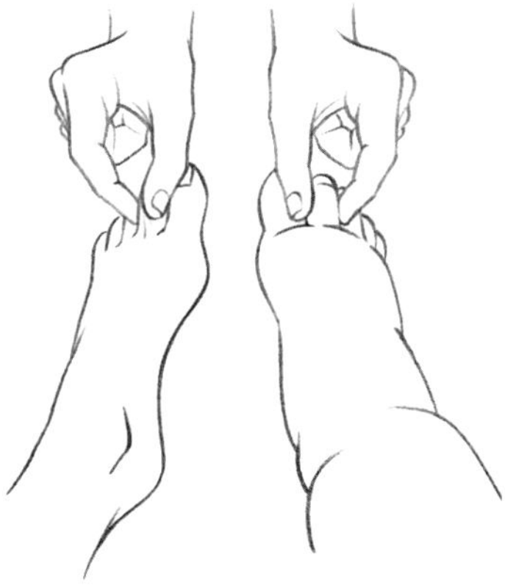

Die Unterschiede im Überblick

Lymphödem	Lipödem
Asymmetrische Schwellung (z. B. nur ein Bein geschwollen)	Symmetrische Fettgewebsvermehrung (beide Beine sehr ähnlich)
Schmerzfrei bei Druck und Berührung	Druck und Berührung sind schmerzhaft
Stemmer'sches Zeichen ist positiv	Negatives Stemmer'sches Zeichen
Schwellung kann bis zu den Zehen- bzw. Fingerkuppen reichen	Füße und Hände sind fett- bzw. ödemfrei, das vermehrte Fett bzw. Ödem hört an den Knöcheln bzw. den Handgelenken auf.
Positiver Daumentest: Drückt man den Daumen in die Schwellung, bleibt die Vertiefung für längere Zeit bestehen	Negativer Daumentest: Drückt man den Daumen in die Schwellung, bleibt kein Abdruck
Die Haut ist prall und spannt (Wassereinlagerungen)	Wellige „Orangenhaut" mit anfänglich feinen und später groben Dellen
Blaue Flecken treten im gewöhnlichen Maß auf.	Blaue Flecken erscheinen häufig und bei geringsten Stößen.
Die Haut ist anfällig für Entzündungen bis hin zu Wundrosen.	Entzündungen und Hautirritationen sind selten.

Die drei Stadien des Lipödems

Das Lipödem wird nach seinen unterschiedlichen Ausprägungen in verschiedene Stadien eingeteilt. Das gängigste Klassifizierungssystem ist in der S1-Leitlinie festgehalten, die die Erkrankung in drei Stadien teilt.

Klassifizierungssystem in der S1-Leitlinie Lipödem:

- **Stadium 1:** glatte Hautoberfläche mit gleichmäßig verdickter, homogen erscheinender Unterhautfettgewebsschicht (Subkutis).
- **Stadium 2:** unebene, überwiegend wellenartige Hautoberfläche, knotenartige Strukturen im verdickten Subkutanbereich.
- **Stadium 3:** ausgeprägte Umfangsvermehrung mit überhängenden Gewebeanteilen (Wammenbildung).

Die Schwere der Symptomatik, insbesondere die Schmerzhaftigkeit, ist nicht zwangsläufig mit der Stadieneinteilung verknüpft.

Stadium 1

Erste Anzeichen eines Lipödems zeigen sich meist nach hormonellen Veränderungen wie nach der Pubertät, Schwangerschaft oder während und nach den Wechseljahren. Oftmals kann aber auch kein eindeutiger Auslöser benannt werden, sondern es wird von einem schleichenden Verlauf berichtet. In diesem ersten Stadium fallen die dickeren Beine auf, die nicht so recht zur restlichen Figur passen wollen. Oft liegt schon eine gewisse Neigung zu Übergewicht vor, allerdings taucht das Lipödem auch bei schlanken und sportlichen Frauen auf. Das Hautbild ist glatt, und das sogenannte „Matratzenphänomen" (kleine Wülstchen in der Unterhaut) zeigt sich nur beim Kneiftest oder Zusammenschieben der Haut. In diesem Stadium kommt es bereits zu Spannungsgefühlen in den Extremitäten, die sich durchaus zum Schmerz steigern können. Betroffene klagen vor allem nach langem Sitzen, Stehen oder nach längeren Autofahrten über Schmerzen in den Gliedmaßen – meist haben sie das Bedürfnis, ihre Beine einfach hochzulegen. Vor allem bei Krankheitsbeginn sind die Ödeme morgens nicht oder kaum vorhanden, abends aber schon deutlich sichtbar – erst als Abdrücke der Söckchen rund um Unterschenkel oder Knöchelgegend und später als deutlich sichtbare Schwellungen.

Stadium 2

Der Übergang in das zweite Stadium erfolgt meist fließend. Die Figur wird immer ungleicher, sprich die Beine und Arme immer fester. Betroffene berichten, dass sie in dieser Phase bereits zwei Kleidergrößen Differenz hatten. Sehr oft kommt nun Übergewicht dazu, jeder Diätversuch versagt und auch Sport und Bewegung bleiben ohne größere sichtbare Erfolge. Die Haut erscheint auch im Ruhezustand wellig und uneben. Selbst bei leichterem Abtasten sind kleine Knötchen und Verdickungen in der Unterhaut zu spüren – im Laufe der Zeit auch zu sehen – und können durchaus walnussgroß werden. Die Stauung im Gewebe wird stärker und stärker, dadurch kommt es auch vermehrt zu Schmerzen – diese können in diesem Stadium auch in Ruhephasen oder nach Sport und Bewegung quälen. Insbesondere am Abend oder bei heißem oder feuchtwarmem

Wetter tauchen immer öfter Schwellungen auf, die bereits richtig fest sein können.

Stadium 3

In diesem letzten Stadium ist die Haut noch mehr verdickt und verhärtet und fühlt sich oftmals auffallend kühl an. Die Knötchen und Wellen sind deutlich sichtbar und ebenso spürbar. Es bilden sich ausgeprägte Umfangsvermehrungen mit zusätzlichen Falten und – teilweise herabhängenden – Fettlappen. Diese sind besonders an den Innenseiten der Oberschenkel und der Knie sehr ausgeprägt. Vor allem die Haut unter den Hautlappen neigt zu Entzündungen. Auch der Berührungs- und Spannungsschmerz ist in diesem Stadium teilweise extrem ausgeprägt, viele Betroffene berichten, dass die Schmerzen sie nicht mehr schlafen ließen – beschrieben werden diese von den Frauen mitunter als „dumpf", „ziehend" oder sogar „stechend".

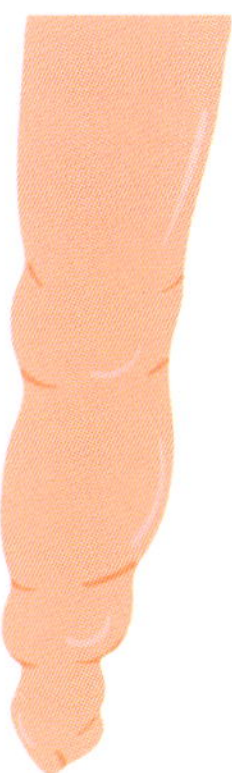

In diesem Stadium ist die Lebensqualität bereits deutlich eingeschränkt, das Gehen und die Bewegung fallen zunehmend schwer – es kommt fast unweigerlich zu orthopädischen und anderen Folgeerkrankungen: Die immer größeren Wülste an den Innenseiten der Oberschenkel können zu Störungen des Gangbildes (Abspreizen der Beine) und Fehlbelastungen der Gelenke führen. Darum ist die Arthrose der großen Beingelenke eine schwerwiegende Komplikation des Lipödems, die wiederholt zu Arbeitsunfähigkeit, ja sogar zur Invalidität führen kann. Häufig müssen künstliche Knie- oder Hüftgelenke implantiert werden, wobei die Ursache der Beinachsenfehlstellung damit nicht beseitigt wird. Auch leiden viele Betroffenen unter starken Rückenschmerzen, weil die Wirbelsäule wegen des ausgeprägten Gesäßes beim Liegen eine unnatürliche Krümmung einnimmt. Durch Scheuern der Innenseite der Beine wird die Haut wund. Diese Schmerzen kommen zu den „normalen" Schmerzen des Lipödems hinzu. Viele Patientinnen nehmen deshalb über Jahre hinweg Schmerzmittel, was oft zu Abhängigkeit, Nerven- und Organschäden führt.

Kein Lipödem ohne Schmerzen

In allen Stadien sind Schmerzen da. Selbst im Anfangsstadium erzählen Betroffene, dass die Beine stechen, ziehen oder „unangenehm arbeiten" – im letzten Stadium dann berichten viele Betroffenen, dass die Beine während des Tages manchmal so anschwellen, dass sie kaum mehr gehen können. Viele Frauen vergleichen den andauernden Spannungsschmerz damit, als ob sie in einen zu engen Taucheranzug aus starkem Neopren gezwängt wurden. Die Schmerzen werden so stark, dass jegliche Bewegung immer schwerer fällt. Diese Schmerzen bei einem Lipödem erklären sich zum Teil aus der Reizung der sensiblen Nervenenden in Fettgewebe, Muskeln und Bindegewebe und aus dem erhöhten Gewebedruck. Doch vor allem langanhaltende Schmerzen lösen immer heftigere Beschwerden aus – man spricht von einer „Senkung der Reizschwelle". Wie gravierend die Schmerzproblematik beim Lipödem ist, zeigt eine Studie von Dr. med. Josef J. Stutz[4] (Schwerpunktpraxis Lipödem Schwarzenbach am Wald). Dabei wurde die Intensität der körperlichen Schmerzen nach einer normierten Skala quantifiziert. Die Skala reicht von 0 (keine Schmerzen) bis 10 (unerträgliche Schmerzen). Bei 80 Prozent der untersuchten Patientinnen lag die Schmerzstärke bei 5 und mehr – davon zeigten mehr als die Hälfte (59 Prozent) zwischen 7 und 10 und bei ganzen 11 Prozent der befragten Patientinnen – also jeder neunten – waren die Schmerzen unerträglich (Wert 10).

Spätestens hier beginnt der Teufelskreis. Die betroffenen Frauen wollen und sollen abnehmen, doch dies fällt aufgrund von Schmerzen immer schwerer. Und wenn ein paar Kilos purzeln, sieht man es zu allererst im Gesicht – denn das bereits entstandene Lipödem ist mehr oder weniger diätresistent.

Die Top-Lebensmittel gegen Schmerzen

Natürlich kann man diese Schmerzen mit Medikamenten unterdrücken. Doch es gibt auch natürliche Helfer, die die Schmerzen ein wenig lindern können.

- **Ingwer:** Ob roh oder gekocht: Ingwer kann als natürliches Schmerzmittel gegen Muskel- und Gelenksschmerzen eingesetzt werden. Er lindert aber auch Migräne und Übelkeit. Ingwer ist darüber hinaus ein erprobtes Mittel bei Erkältungen und mindert Menstruationsbeschwerden. Einer Studie zufolge erwies sich eine Einnahme von Ingwer-Extrakt zweimal pro Tag genauso effektiv bei arthritisbedingten Schmerzen wie die dreimalige Einnahme von Ibuprofen. Übrigens: Die schmerzstillende Wirkung von Ingwer ist so stark, dass dieser im Pferdesport sogar auf der Dopingliste steht.
- **Steinklee:** Diese traditionelle Arzneipflanze wirkt entzündungshemmend und krampflösend. Außerdem schützt sie das Gewebe vor Wasseransammlungen (ödemprotektive Wirkung), indem die Wände der Kapillaren gestärkt und ihre Durchlässigkeit verringert werden. Die Heilpflanze gilt deshalb seit Langem als probates Venenmittel. Sie fördert den Rückstrom des Blutes über die Venen in Richtung Herz und zudem den Abtransport der Lymphe. Steinklee kann als Kapseln, Tee, Tropfen und Ähnliches eingenommen werden.
- **Beeren, Kirschen, Trauben, Zwiebeln, Auberginen, Aronia ...:** Alle diese Obst- und Gemüsesorten haben einen Wirkstoff gemein: Die sogenannten Bioflavonoide/Anthocyane wirken antientzündlich und schmerzlindernd. Es gibt Untersuchungen, die zeigen, dass die Anthocyane von 20 Kirschen entzündungsverstärkende Enzyme zehnmal effektiver hemmen als die vergleichbare Menge Acetylsalicylsäure (Aspirin).
- **Kurkuma:** Curcumium, der Wirkstoff von Kurkuma oder Gelbwurz, ist vor allem für die Behandlung entzündungsbedingter Schmerzen geeignet. Studien zeigen, dass die Einnahme von Curcumium-Kapseln sehr effektiv gegen Schmerzen hilft.
- **Kaffee:** Kaffee kann Schmerzen vertreiben. Koffein blockiert die Bildung eines Enzyms, welches für die Freisetzung von Prostaglandinen verantwortlich ist. Prostaglandine sind hormonähnliche Substanzen, die unter anderem für die Weiterleitung von Schmerzen verantwortlich sind.

Warum habe ich so viele blaue Flecken?
Diese Flüssigkeitsansammlungen und die krankhafte Veränderung der Kapillaren sind nicht nur für die Druck- und Berührungsempfindlichkeit, sondern auch für die Neigung zu blauen Flecken verantwortlich. Bereits ein kleiner Stoß oder Druck auf das Gewebe verletzt die kleinen Adern, wodurch es zu Einblutungen ins Unterhautgewebe kommt. Diese zeigen sich – je nach Größe – als „blaue Flecken" oder massiver Bluterguss (Hämatom). Gründe dafür sind der Druck der Fettzellen auf die Gefäße und die fehlende Verankerung der kleinen Kapillaren im Bindegewebe – dadurch zerreißen diese sehr leicht. Übrigens: Die Neigung zu den blauen Flecken wird durch die Einnahme von gerinnungshemmenden Medikamenten (Aspirin, ASS, Marcumar etc.) noch erhöht.

Die unterschiedlichen Typen des Lipödems

Eine weitere Einteilung des Lipödems erfolgt nach der Lokalisation. Im Gegensatz zur Stadieneinteilung, die die Beschaffenheit der Haut und des Gewebes betrachtet, rücken bei der Klassifizierung nach Typen die betroffenen Körperareale in den Fokus.

Beine	Arme
Oberschenkeltyp („Reiterhosen")	Oberarmtyp
Ganzbeintyp	Ganzarmtyp
Unterschenkeltyp („Bundhosen")	Unterarmtyp

Klassifizierung nach der Lokalisation

Der Oberschenkeltyp: Hier sind die seitlichen Oberschenkel zum Gesäß hin stärker ausgeprägt. In der ersten Phase ist es einfach ein etwas stärkerer Po mit den typischen Reiterhosen, und es zeigen sich oft bereits leichte Anflüge einer Art Cellulite. Ab Stadium zwei verbreiten sich diese Reiterhosen auf den ganzen Oberschenkel, zunehmend sind auch die Innenseiten betroffen. Hier entsteht meist schon eine deutliche Reibung beim Gehen. In Stadium drei kommen dann die Hautwülste, die bei ganz starken Ausprägungen auch über das Knie hängen können.

Der Unterschenkeltyp: Hier zeigen sich die „dicken Waden" oftmals schon vor der Pubertät – erste Anzeichen sind meist schlecht passende Stiefelschäfte. Oft ist das restliche Bein wohlgeformt, nur die Waden sind bis zum Knöchel breiter. Nach der Pubertät werden die Waden immer stärker und passen nicht mehr zum restlichen Bein. Im zweiten und dritten Stadium können sie deutliche Wülste entwickeln, die oberhalb des Knöchels immer breiter werden – und schließlich einer überdimensionalen Manschette gleichen. Meist entwickelt sich beim Unterschenkeltyp in den späteren Stadien das Lipödem zu einem Ganzbeintyp.

Der Ganzbeintyp: Dieser Typ ist der häufigste – vor allem in den höheren Stadien. Erste Anzeichen eines Ganzbeintypus sind die dickeren Beine, die meist schon kurz nach Pubertät nicht mehr zum Oberkörper passen. Beim Ganzbeintypen hat es sich gezeigt, dass bereits zu Beginn der gesamte Oberschenkel stärker ist. In den Stadien zwei und drei kommt es zu typischen Ausprägungen, die im schlimmsten Fall jeden Schritt zum Martyrium machen.

Der Oberarmtyp: Bei diesem Typus scheinen die Oberarme anfangs nur ein weniger stärker und fast muskulöser zu sein. Doch mit der Zeit kommt es vor allem im Bereich des Trizeps zu einer verstärkten Fettgewebsvermehrung. Das zeigt sich nicht nur in sehr wabbeligen Armen, sondern meist auch in den kleinen Wülsten, die sich über den Ellenbogen legen. Im dritten Stadium dann wird auch das Gewebe unter der Achsel deutlich mehr – oftmals kann man die Arme nicht mehr ganz an den Körper anlegen. Die Arme alleine sind äußerst selten, nur in drei Prozent der Fälle, befallen.

Der Unterarmtyp: Kommt sehr selten als Einzeltypus vor. Meist zeigt sich diese Art von Lipödem beim Probieren von Uhren, wenn die üblichen Bänder einfach nicht passen. Mit Fortschreiten der Erkrankung kommt es zu einer Fettvermehrung im Bereich des Ellenbogens. Vor allem in den Stadien zwei und drei breitet sich der ursprüngliche Unterarmtyp meist auf den gesamten Arm aus. Die Schmerzen werden etwa durch das Schreiben auf der Computertastatur verstärkt.

Der Ganzarmtyp: Auch hier kommt es recht früh zu Spannungsschmerzen, die sich oftmals nach Arbeiten am Computer (Tippen) einstellen. Rein optisch ist der Ganzarmtyp manchmal länger nicht zu entdecken.

Denn die Arme scheinen im ganz frühen Stadien einfach etwas muskulöser zu sein. Aber mit der Zeit scheinen die Arme immer weniger zum restlichen Körper zu passen. Während sich die Oberarme noch mit guten (Kraft-) Sporteinheiten gut trainieren lassen, ist das bei den Unterarmen schwieriger.

Typen-Einteilung nach Schrader

In der modernen Medizin hat sich auch die Einteilung nach Klaus Schrader durchgesetzt:

- **Typ 1:** Das Unterhautfett ist vor allem im Bereich von Gesäß und Hüften vermehrt, die sogenannten Reiterhosen sind die Folge.
- **Typ 2:** Der Oberschenkeltyp. Das Lipödem hat sich bis zu den Knien ausgebreitet und es kommt zur vermehrten Bildung von Fett an den Innenseiten der Knie.
- **Typ 3:** Ganzbeintyp: Die Erkrankung reicht jetzt von den Hüften bis zu den Fußknöcheln.
- **Typ 4:** Lipödem mit Armbeteiligung. Das Lipödem betrifft nun auch noch die Arme. Die Handgelenke sind nicht betroffen.
- **Typ 5:** Das Lipödem betrifft ausschließlich die Unterschenkel.

Neue Forschungen zeigen, dass in frühen Stadien des Lipödems das Lymphsystem noch gut arbeitet, um den Abtransport der vermehrten Lymphe zu schaffen. Erst wenn die erhöhte lymphpflichtige Last jahre- bzw. jahrzehntelang die gegebene Transportkapazität überschreitet, kommt es zur Erschöpfung der Funktion des Lymphgefäßsystems. Die vermehrte Durchlässigkeit der Kapillaren sorgt auch für mehr Proteine im Bindegewebe – und diese fördern die Wasserspeicherung im Fettgewebe sowie Entzündungen und Verhärtungen des Gewebes.

Spätestens im dritten Stadium der Erkrankung besteht somit eine Kombination von erhöhtem Lymphanfall und vermindertem Abtransport, dadurch entwickelt sich häufig ein sekundäres Lymphödem in Form des sogenannten Lipo-Lymphödems. Dies ist an der Schwellung des Fußrückens und einem positiven Stemmer'schen Zeichen erkennbar. Manche Autoren bezeichnen das Lipo-Lymphödem auch als das Stadium IV des Lipödems, obwohl diese Einteilung nicht den offiziellen Leitlinien entspricht. Das Lipödem per se ist primär keine lymphologische Erkrankung.

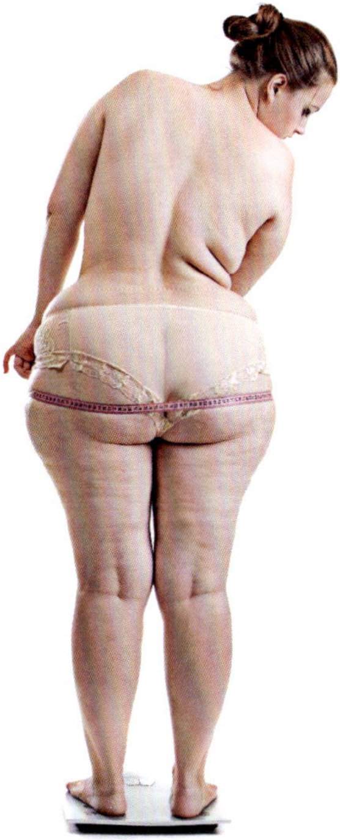

Ursachenforschung: Wie entsteht das Lipödem?

Obwohl das Lipödem seit vielen Jahrzehnten bekannt ist und es sehr viele Betroffene gibt, ist über die genauen Ursachen noch wenig bekannt. Eine Vermutung liegt nahe, dass die weiblichen Geschlechtshormone dafür verantwortlich sind – nämlich jene, die der Menschheit das Überleben sichern. Frauen standen quasi immer im Dienste der Fruchtbarkeit und die Hormone sorgen für die überlebenswichtigen Rundungen, die Kinderreichtum sicherstellen. Doch heute in unserer Überflussgesellschaft sind diese Energiereserven nicht mehr vonnöten – denn auch während der Schwangerschaft müssen wir keine Nahrungsknappheit befürchten. Auch das weibliche Bindegewebe

Ödeme möglichst vermeiden

Lipödem-Patientinnen sollten alles vermeiden, was zu einer zusätzlichen Wasseransammlung in den Beinen und damit zu einer Verschlimmerung der Beschwerden führt. Liegt etwa eine Krampfadernerkrankung (Varikosis) vor, sollte diese behoben werden.

Aber auch verschiedene Medikamente können zu vermehrter Flüssigkeitseinlagerung im Gewebe führen. Die bekanntesten davon sind kortisonhältige Medikamente (Glucocorticoide, entzündungshemmend, werden z.B. gegen allergischen Schnupfen oder Asthma bronchiale eingesetzt), nichtsteroidale Antirheumatika, zahlreiche Hormonpräparate (Verhütungsmittel!), verschiedene Antidepressiva, Tamoxifen, Calciumantagonisten, ACE-Hemmer und andere Präparate zur Behandlung von Bluthochdruck, koronarer Herzkrankheit und Herzrhythmusstörungen. Natürlich dürfen diese Medikamente trotzdem nicht selbstständig abgesetzt werden.

ist voll auf eine Schwangerschaft eingestellt und dadurch anders aufgebaut als bei Männern. Die kollagenen Fasern sind bei Frauen nicht nur offener angeordnet, sondern werden mit dem Erwachsenwerden auch weicher und dehnbarer. Für Schwangerschaft und Geburt ist dieser Umstand Gold wert, für die straffe und schlanke Figur allerdings eher kontraproduktiv.

Weiters wird – so zeigen nationale und internationale Untersuchungen – in bis zu 60 Prozent der Lipödem-Fälle auch eine genetische Komponente mit familiärer Häufung beschrieben. Diesbezügliche Untersuchungen geben aber unterschiedliche Zahlen an. So sollen Mütter oder Schwestern bei ein bis zwei Drittel der Betroffenen einen ähnlichen Befund aufweisen. Die Vererbung scheint somit eine Rolle zu spielen, wobei aber auch das familiäre Vorbild über gesunden und ungesunden Lebensstil entscheiden kann.

Es gibt Begleiterkrankungen, die bei Betroffenen mit einem Lipödem gehäuft diagnostiziert werden. Dazu gehören Erkrankungen der Schilddrüse (Überfunktion, Unterfunktion, Hashimoto-Thyreoiditis). Bisher fehlt hierzu der wissenschaftliche Zusammenhang, der ein Zusammenspiel evidenzbasierend nachweisen könnte. Dennoch berichten viele Betroffene mit Lipödem von einer begleitenden Unterfunktion der Schilddrüse oder einer Hashimoto-Thyreoiditis, bei der ebenfalls eine Unterfunktion auftritt. Auf alle Fälle wird empfohlen, beim Vorliegen von „Schilddrüsensymptomen" (Kälteempfindlichkeit, Müdigkeit, Antriebslosigkeit, brüchige Haare und Nägel, chronische Verstopfung etc.) eine entsprechende Blutuntersuchung vorzunehmen.

Ein weiterer Faktor, der im Verdacht steht, ein Lipödem zu begünstigen, ist jede Form der hormonellen Verhütung (Anti-Baby-Pille, Hormonspritze, …). Obwohl es auch hier bisher keinerlei evidenzbasierte Fakten gibt, gehen einige Experten davon aus, dass sie die Entstehung eines Lipödems begünstigen kann.

Ein weiterer Faktor einer möglichen Entstehung wird auch noch diskutiert: es besteht die Möglichkeit, dass sich im Lauf der Jahrzehnte aus einer schmerzlosen Lipohypertrophie auch ein Lipödem entwickelt. Einerseits wird beobachtet, dass sich Lipödeme ohne offensichtliche Vorstadien früh in der Pubertät entwickeln können, andererseits bestehen viele Lipohypertrophien bis zum Lebensende ohne wesentliche Ödeme oder Schmerzen. Ob und wodurch das eine in das andere übergeht, ist unklar. Offensichtlich müssen die beschriebenen Zusatzfaktoren wie

Genetik, Hormone oder Zirkulationsstörungen und ein höheres Lebensalter hinzukommen, um die krankheitsentscheidende Erhöhung der Kapillardurchlässigkeit und -zerbrechlichkeit entstehen zu lassen.

Lipödem und Übergewicht – zwei beste Freunde

In 90 Prozent der Fälle geht ein Lipödem mit Übergewicht einher. Unser moderner Lifestyle macht unserem Organismus sehr oft das Leben schwer. Umweltgifte, Medikamente und Stress auf der einen Seite, eine falsche und vor allem hochkalorische Ernährung mit künstlichen Nahrungszusätzen wie Farbstoffen, Konservierungsmitteln und Emulgatoren auf der anderen Seite können unseren Organismus – und damit auch unsere Lymphsystem und den Blutkreislauf – schwer belasten. Dabei ist Übergewicht nur der erste Schritt in das Dilemma, es folgt eine Überlastung des gesamten Organismus. Und so können nicht nur allerlei Lifestyle-Erkrankungen entstehen, sondern eben auch ein Lipödem begünstigt werden.

Natürlich ist es schwierig, eine gesunde und figurbewusste Ernährungsweise durchzuhalten, wenn die Diät nie so richtig anschlägt und die Beine immer dicker werden. Oftmals „hauen" die Betroffenen jahrelangen Rückschläge einfach den „Hut drauf" – und ersticken ihren Frust im Essen. So verständlich diese Reaktionen auch sind, es muss nicht extra betont werden, dass dieses Verhalten kontraproduktiv ist. Denn es wird zum Lifestyle, der selbst nach einer Fettabsaugung nicht oder nur sehr schwer zu ändern ist. Mit einer Fettabsaugung kann man die Uhren zwar deutlich zurückdrehen und das Lipödem und seine unschönen Symptome stark reduzieren – doch isst man danach wie gewohnt weiter, vergrößern sich die verbleibenden Fettzellen sehr schnell wieder. Daher muss man – nicht nur wegen des Lipödems – immer eine Auge auf den Grundumsatz und die zugeführten Kalorien haben. Denn Übergewicht resultiert immer aus zu vielen zugeführten und zu wenigen abgebauten Kalorien – das sind leider unumstößliche Fakten. Mehr zum Thema richtige Ernährung finden Sie ab Seite 85.

Lipödem versus Lebensqualität

Zu einem Lipödem wird die Lipohypertrophie medizinisch dann, wenn es auch wehtut. Wie erwähnt, ist der Schmerz das ausschlaggebende Kriterium für die Diagnose. Beschrieben werden diese von den Frauen mitunter als „dumpf", „ziehend" oder „stechend", manchmal auch „pochend" – manche vergleichen den Schmerz auch mit einem in „viel zu engen Jeans" zu stecken. Was genau die Schmerzen verursacht, ist bisher nicht eindeutig geklärt. Möglich ist, dass die vielen und teils vergrößerten Fettzellen die dortigen Nervenfasern zusammenpressen oder Nerven Empfindungen wie Druck einfach falsch interpretieren. Neben diesen Schmerzen wird das Lipödem auch durch diese Druckschmerzhaftigkeit charakterisiert. Ein Druck auf den Schenkel (insbesondere an den Außenseiten), der von Gesunden als völlig schmerzlos empfunden wird, kann Lipödem-Patientinnen extrem wehtun. Das kann so weit gehen, dass zärtliche Berührung des Beins oder der betroffenen Arme durch den Partner als schmerzhaft empfunden wird oder sogar das Gewicht des Stoffs heftige Schmerzen verursacht.

Bis betroffene Frauen die Diagnose Lipödem und die richtige Behandlung bekommen, gehen sie meist jahrelang durch großes Leid. Es sind die Schmerzen auf der einen Seite, die die Frauen aus einem normalen Leben katapultieren. Sieht man sich die Bilder von Stadium 3 an, kann man sich durchaus vorstellen, wie schwer – bis unmöglich – ein normaler Alltag sein kann. Dazu kommt die Anfeindung der Gesellschaft, nicht dem gängigen Schönheitsideal zu entsprechen. Die Frauen gehen meist durch die Hölle – und das auf ganz unterschiedliche Art und Weise. Manche hungern sich fast zu Tode und betreiben Sport jenseits der gesunden Grenze. Andere Frauen wiederum haben aufgegeben und führen ein fast regungsloses Leben, das nur von ihrem Weg in die Küche und zum Kühlschrank unterbrochen wird.

Klar, dass diese eingeschränkte Lebensqualität vor allem auf die Psyche geht. In einer Umfrage des Vereins „Chronisch krank" aus dem Jahr 2015 zeigt sich bei 54 Prozent der befragten Lipödempatientinnen eine im Vergleich mit den Werten der weiblichen Allgemeinbevölkerung in allen Bereichen erheblich reduzierte Lebensqualität. Besonders starke Defizite gaben die Betroffenen in den Skalen „emotionale Rollenfunktion", „soziale Funktionsfähigkeit", „Vitalität" und „körperliche Schmerzen" an. Die „psychische Gesundheit" scheint, unter Berücksichtigung vieler Diskrepanzen, im Eigenempfinden bei Lipödempatientinnen stärker beeinträchtigt als die „körperliche Gesundheit".

Selbsttest: Leide ich an einem Lipödem?

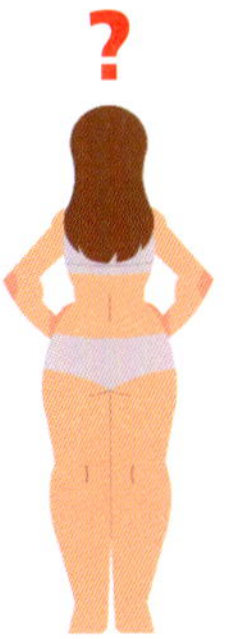

1. **Ich bekomme leicht blaue Flecken.**
   Selten. Nur wenn ich mich kräftig anstoße, bekomme ich einen blauen Fleck. ☐ 1 Punkt
   Ab und zu habe ich einen blauen Fleck. ☐ 2 Punkte
   Ja, sehr häufig und ich kann mich meistens nicht mehr daran erinnern, wie es dazu kam. ☐ 3 Punkte

2. **Ich laufe in den dritten Stock hoch!**
   Wo ist das Problem? ☐ 1 Punkt
   Meine Beine brennen, schmerzen und fühlen sich bleischwer an. ☐ 3 Punkte
   Meine Beine fühlen sich etwas schwer an. ☐ 2 Punkte

3. **Nach einem ganzen Tag stehend im Geschäft. Wie fühlen sich die Beine an?**
   Am Abend habe ich etwas dickere Unterschenkel und sehe den Abdruck der Socken. ☐ 2 Punkte
   Ich merke, dass sich meine Beine im Laufe des Tages immer dicker und geschwollener anfühlen. Meine Hose sitzt zunehmend enger. ☐ 3 Punkte
   Ich bin müde, aber meine Beine sehen vollkommen normal aus. ☐ 1 Punkt

4. **Ich liege nach einem langen Tag oder nach Sporteinheiten im Bett und ...**
   ... spüre ein leichtes Ziehen und einen Druck in den Schenkeln – schlafe aber dennoch ein. ☐ 2 Punkte
   ... habe starke, brennende Schmerzen, als würden meine Beine platzen. ☐ 3 Punkte
   ... ich spüre nichts. ☐ 1 Punkt

5. **Nach einem langen Arbeitstag fühle ich mich ...**
   ... total erschlagen und bin froh, ins Bett zu kommen. ☐ 3 Punkte
   ... gut, fit und gehe mit ein paar Freunden noch aus. ☐ 1 Punkt
   ... müde und erstaunt über die Energie meiner Freunde. Ich bleibe lieber daheim am Sofa. ☐ 2 Punkte

6. **Cellulite an den Oberschenkeln ...**
   ... Was ist das? Meine Oberschenkel sind vollkommen glatt und straff. ☐ 1 Punkt
   ... ist stark ausgeprägt. Die Schenkel sind wellig und dellig. ☐ 3 Punkte
   ... ein wenig Orangenhaut ist zu sehen. Seitlich an den Schenkeln ist die Struktur unruhig. ☐ 2 Punkte

7. Der Dreijährige Ihrer Freundin klettert auf Ihren Schoß und hüpft herum ...

Es ist lustig und Sie spielen auch das fünfte Mal noch „Hoppe Reiter“. .... ☐ 1 Punkt

Es ist unerträglich – vor allem das Hüpfen bereitet starke Schmerzen. .... ☐ 3 Punkte

Die kleinen Füßchen sind schon recht unangenehm auf den Schenkeln. .... ☐ 2 Punkte

8. Wie schlagen ernsthaft betriebene Diäten an?

Ich habe ein paar Kilos verloren, doch meine Beine sind nach wie vor dick. .... ☐ 3 Punkte

Ich nehme kaum oder gar nicht ab – und wenn, dann sieht man es nur im Gesicht. .... ☐ 2 Punkte

Wenn ich mich richtig halte, dann kann ich ganz gut abnehmen. .... ☐ 1 Punkt

9. Ich nehme immer mehr zu ...

Ja, trotz unveränderter Ernährung und regelmäßiger Bewegung wiege ich immer mehr. .... ☐ 2 Punkte

Vor allem seit meiner Schwangerschaft/den Wechseljahren steigt das Gewicht langsam, aber kontinuierlich – trotz Kalorienreduktion. .... ☐ 3 Punkte

Nein, ich halte mein Gewicht mehr oder weniger seit Jahren. ☐ 1 Punkt

10. Wie ist meine Körperform?

Seit meiner Pubertät merke ich eine Diskrepanz zwischen Ober- und Unterkörper. .... ☐ 3 Punkte

Seit der Pubertät besteht eine Diskrepanz zwischen Ober- und Unterkörper – seit ein paar Jahren werden auch noch meine Arme verdickt. .... ☐ 2 Punkte

Ich fühle mich wohlproportioniert, mein Unterkörper „passt“ zum Oberkörper. .... ☐ 1 Punkt

11. Welche Figur hatte die Mutter?

Immer schlank und recht sportlich. .... ☐ 1 Punkt

Meine Mutter war stark übergewichtig und hatte die gleichen „Stampfer“ wie ich heute. .... ☐ 2 Punkte

Es war ein Auf und Ab. Manchmal recht dick und nach einer Diät wieder schlanker. .... ☐ 3 Punkte

12. Wie sehen meine Beine aus?

Die Beine sind gleichmäßig dick, vor allem in den Innenseiten der Knie ist vermehrt Fett zu sehen. .... ☐ 3 Punkte

Ich habe richtige Radlerwaden, sonst sind meine Beine recht schlank. .... ☐ 2 Punkte

Ich habe an sich schöne, schlanke Beine. .... ☐ 1 Punkt

Addieren Sie die Punkte:

12–19 Punkte: Die Wahrscheinlichkeit, dass Sie an einem Lipödem leiden oder einmal leiden werden ist sehr gering.

20–26 Punkte: Es besteht die natürlich die Möglichkeit, dass Sie an einem leichten Lipödem leiden. Doch die Wahrscheinlichkeit ist gering. Wenn Sie unsicher sind, gehen Sie zu einem Experten und lassen Sie sich untersuchen.

27–36 Punkte: Die Wahrscheinlichkeit, dass Sie an einem Lipödem leiden, ist recht groß. Bitte suchen Sie bald einen Facharzt auf und lassen Sie sich eine Diagnose stellen. Keine Angst: Lipödem ist kein Weltuntergang, es gibt mittlerweile schon viele gute und sehr effektive Therapien.

Tipps für einen Bluttest

Mit einem Bluttest können mögliche Ursachen für eine Gewichtszunahme herausgefunden werden. Für die erste Begutachtung bei einem Facharzt sollten die unten aufgeführten Blutanalysen vorbereitet werden. Denn all diese Parameter können dabei helfen, rasch die richtige Diagnose – und somit Hilfe – zu bekommen. Mithilfe dieser Werte könnten viele internistische Erkrankungen erkannt werden, die eine mögliche Ursache für eine Gewichtszunahme sein könnten.

Zu checkende Werte bei Verdacht auf „Lipohyperplasia dolorosa“[5]

- **Komplettes rotes und weißes Blutbild**
- **Gerinnung:** TPZ, PTT, Fibrinogen
- **Chemie:** Natrium, Kalium, Chlorid, Calcium, Magnesium, Phosphat, Eisen, Ferritin, Transferrin, Transferrin Sättigung, Eiweiß, Albumin, Kreatinin, Harnstoff, Harnsäure, Triglyceride, Gesamt-Cholesterin, HDL-Cholesterin, LDL-Cholesterin, Bilirubin, Alkalische Phosphatase, ASAT (GOT), ALAT (GPT), GGT, Cholinesterase, LDH, CK, Amylase, Lipase, CRP, Glukuso, HbAC1
- **Hormone:** 25-OH Vitamin D, Parathormon, TSH, fT4, fT3, TG-AK, TPO-AK, Cortisol, IGF-1, Prolaktin+PEG, LH, FSH, Östradiol, Testosteron, bioverfügbares Testosteron, SHBG, Androstendion, DHEAS, Insulin, C-Peptid, HOMA-IR
- **Oraler Glukosetoleranztest**

Exkurs: Warum ist das Lipödem so resistent gegen Diät und Sport?

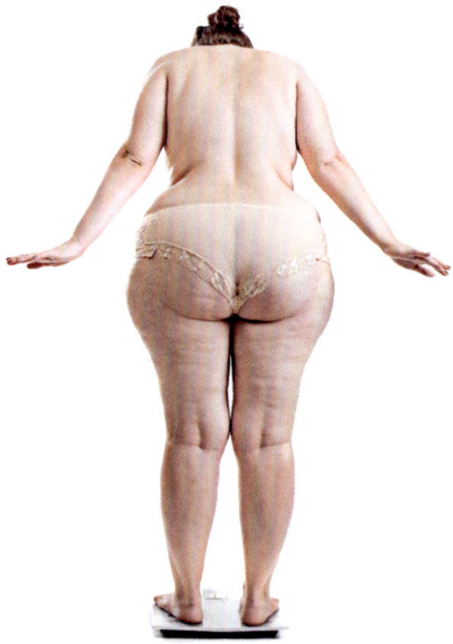

„Normale" Fettzellen (Depot- oder Speicherfett) verändern durch Aufnahme oder Abgabe von Fett ihre Größe. Nehmen sie über ein bestimmtes Maß hinaus zu, sprechen wir von einer Hypertrophie (Überernährung). Bleibt die Größe der Fettzellen konstant, aber ihre Anzahl nimmt zu, liegt eine Hyperplasie (übermäßige Zellbildung) vor. Das Lipödem ist eine Kombination aus einer Hypertrophie und einer Hyperplasie von Fettzellen. Offensichtlich überwiegen hier die hyperplastischen Fettzellen. Dies ist eine Erklärung dafür, warum die Entstehung des Lipödems durch eine strikte Gewichtskontrolle nahezu unterdrückt – aber, ist es erst einmal entstanden, nur recht schwer „abgehungert" werden kann.

Ein Lipödem hat zwar medizinisch gesehen nichts mit normalem Übergewicht zutun, dennoch leiden mehr als die Hälfte der Betroffenen an einer Mischform aus Lipödem mit begleitender Fettleibigkeit (Adipositas). In diesen Fällen wird eine Gewichtsreduktion zwar dringend empfohlen, doch eine einfache Diät ist meist nicht zielführend. Das gestaute Fettgewebe ist extrem schwer mobilisierbar. Viele Betroffene haben unzählige Diäten hinter sich, die meistens mit Frust enden, denn die purzelnden Kilos sind fast ausschließlich an

Gesicht, Brust oder Oberkörper zu sehen, während das lipodematöse Fettgewebe sich so gut wie nicht verändert. Auf der anderen Seite nimmt man fast ausschließlich im Bereich des geschwollenen Gewebes zu. Das Lipödem ist auch resistent gegen Sport, denn oftmals zeigen selbst regelmäßig durchgeführte Sport- und Bewegungseinheiten keine Wirkung. Manchmal sogar das Gegenteil: Vor allem, wenn ohne Kompression gesportelt wird, können die Beine nach dem Sport noch mehr angeschwollen sein als zuvor.

Der Frust über den Misserfolg und die ungewöhnlichen Körperproportionen sowie die starken Schmerzen führen sehr häufig dazu, dass Lipödem-Patientinnen auch seelisch sehr stark leiden. Durch ihr Aussehen erfahren sie häufig Abwertung oder werden gemobbt. Dadurch grenzen sie sich gelegentlich selbst aus, um den Anfeindungen zu entgehen. Außerdem verfallen viele in eine Essstörung: Die Palette reicht von Hungern und übertriebenem Sport bis hin zum Frustessen.

Es wird daher geraten, unbedingt auch psychologische Beratung in die Lipödem-Therapie zu integrieren. Diese Sitzungen sind bei massiv psychisch vorbelasteten Patientinnen vor allem vor und nach einer Liposuktion enorm wichtig. Denn die Fettabsaugung kann lipodematöse Fettgewebe zwar eliminieren, doch es muss in Folge eine Lebensstiländerung erfolgen, sonst sind spätestens nach wenigen Jahren die verbleibenden Fettzellen wieder da.

Sport und eine gesunde Ernährung helfen vor allem bei den leichtern Fällen eines Lipödems. Sport sollte rund dreimal pro Woche, jeweils mindestens 45 Minuten lang, ausgeübt werden. Essenziell beim Sport ist das Tragen von Kompressionsstrümpfen. So kann eine weitere Schwellung verhindert werden. Hat sich das Lipödem aber erst einmal manifestiert, hilft nur noch eine konservative Therapie oder eine Liposuktion. Neben den fünf Hauptelementen der KPE (manuelle Lymphdrainage (MLD), Kompressionstherapie, Bewegungstherapie, Hautpflege und Selbstmanagement) ist eine gesunde, ausgewogene Ernährung eine der wichtigsten Säulen, um das Fortschreiten des Lipödems zu stoppen.

Lipödem – was kann ich tun?

Die schlechte Nachricht vorweg: Ein Lipödem kann nicht geheilt werden. Eine medikamentöse Behandlung ist bisher nicht möglich. Von einer (Selbst-)Behandlung mit Diuretika (harntreibende und blutdrucksenkende Arzneimittel), die manchmal sogar von Medizinern empfohlen wird, ist unbedingt abzuraten (siehe auch Seiten 98–99). Auch hormonelle Therapien führten bislang zu keinen nennenswerten Ergebnissen, selbst bei an sich gut behandelbaren hormonellen Dysbalancen verändert sich die Fettgewebsvermehrung durch die Korrektur des Hormonhaushaltes nicht.

Die gute Nachricht: Je früher die Diagnose *Lipohyperplasia dolorosa* gestellt und eine umfassende Behandlung und Lifestyle-Änderungen gemacht wird, desto eher besteht die Chance, die problematischen Ausprägungen im Zaum zu halten. Wichtig dabei ist, dass die unterstützenden Therapien konsequent stattfinden. Zusätzlich muss lebenslang ein diszipliniertes Ernährungs- und Bewegungsprogramm an den Tag gelegt werden.

Folgende unterstützende Therapien haben sehr gute Erfolge gezeigt:

Physiotherapie – das konservative Therapiekonzept

Das Ziel dieser Behandlung ist die Beseitigung der orthostatischen Wasseransammlungen, das Reduzieren der lymphpflichtigen Eiweißlast und dadurch eine Verminderung der Schmerzen. Hier ist die komplexe physikalische Entstauungstherapie (KPE) die erfolgversprechendste Methode. Die KPE besteht aus manueller Lymphdrainage (MLD), Kompressions- und Bewegungstherapie sowie einer speziellen Hautpflege. Je früher mit dieser Behandlungsmethode begonnen wird, desto besser die Chancen, das Lipödem im normalen Rahmen zu halten. Doch nicht nur bei bestehender Lipödem-Diagnose kann diese Methode viele Vorteile bringen. Es besteht auch die große Chance, eine Lipohypotrophie so zu regulieren, dass daraus kein Lipödem entstehen kann.

Die wichtigste Zutat der Behandlung ist allerdings Konsequenz. Sind alle Voraussetzungen gegeben, lässt sich pro Bein eine Umfangverminderung von über 10 Prozent erreichen und somit ein meist deutliches

Nachlassen der Schmerzen. Die KPE muss lebenslang regelmäßig durchgeführt werden, da es beim Aussetzen zur Nachbildung der Ödeme kommt. Denn sie wirkt an sich nur auf die Ödeme, ohne die Fettvermehrung zu beeinflussen. In fortgeschrittenen Stadien und bei langjährigem Bestehen eines Lipödems – und vor allem, wenn bereits weitere lymphologische Erkrankung dazugekommen sind – sind Ergebnisse nicht mehr ganz so deutlich zu erwarten. Doch grundsätzliche lassen sich die Spannungs- und Druckschmerzen und die Wassereinlagerungen reduzieren.

Die manuelle Lymphdrainage (MLD)

Bereits Ende des 19. Jahrhunderts empfahl der Chirurg Prof. Ritter Alexander von Winiwarter, Gliedmaßenödeme durch Hochlagerung verbunden mit Kompression und zentripetalgerichteter Massage zu behandeln. Auch aus heutiger Sicht sind die damaligen Empfehlungen die wichtigsten Element der modernen Therapie. Doch es sollte noch ein paar Jahrzehnte dauern, bis aus diesen Empfehlungen eine Behandlung entstand. Erst in den 1930er-Jahren entwickelte der dänische Philosoph Emil Vodder gemeinsam mit seiner Frau Estrid aus den Grifftechniken der klassischen Massage eine Behandlungsform, die heute als manuelle Lymphdrainage bekannt ist. Diese wurde in den 1960er-Jahren durch den Essener Allgemeinarzt Johannes Asdonk weiterentwickelt. Die manuelle Lymphdrainage ist eine mit unterschiedlichem Druck durchgeführte, kreisförmige Massage des subkutan gelegenen Gewebes, diese soll eine Steigerung der Transportkapazität des Lymphgefäßsystems bewirken. Dabei wird abwechselnd Druck und Sog auf das Gewebe ausgeübt und so der natürliche Lymphfluss gesteigert. Je nach Schmerzempfinden der Betroffenen wird dabei mit unterschiedlichen Griffen die Ödemflüssigkeit zentripetalwärts, das heißt herzwärts, verschoben. Eine Lymphdrainage ist eine hervorragende Behandlung, die viele positive Aspekte hat – die Behandlung ist lediglich bei Herzinsuffizienz, bakteriellen Entzündungen und frischer Thrombose problematisch.

Nach jeder Behandlung ist eine straffe und aufwendige Bandagierung notwendig. Diese unterstützt den venösen Rückfluss, steigert den lymphatischen Rückfluss und kann die Verhärtungen im Gewebe reduzieren. Dabei kommen je nach Ausprägung sogenannte Langzug- oder Kurzzugbandagen zum Einsatz, deren spezifische Eigenschaften je nach

Applikation unterschiedliche Wirkungen auf die Schwellungen an Armen und Beinen haben. Zusätzlich ist auch eine Krankengymnastik sehr sinnvoll, die eine Steigerung des Blut- und Lymphflusses unterstützt, eine Entödematisierung fördert und die Reödematisierung verhindert.

Vor allem zu Therapiebeginn ist es dringend angeraten, über einen Zeitraum von drei bis vier Wochen zweimal wöchentlich für rund 60 Minuten eine MLD zu machen. Das ist natürlich sehr zeit- und arbeitsintensiv, daher wird oft ein Aufenthalt in einer lymphologischen Fachklinik empfohlen. Dieses Verfahren ist meist sehr effektiv. Denn unter stationären Bedingungen wird pro Bein durchschnittlich etwa 1200 ml Ödemwasser herausdrainiert – nach einer drei- bis vierwöchigen Kur sind viele Lipödempatientinnen beschwerdefrei zu bekommen. Natürlich kann man ein noch nicht stark ausgeprägtes Lipödem im ersten Stadium durchaus auch ambulant behandeln.

Nach der ersten intensiven Kur – ob stationär oder ambulant – ist die MLD in der darauffolgenden Erhaltungsphase im normalen Alltag ein- bis zweimal pro Woche notwendig. Denn die schlechte Nachricht ist: Beschwerdefreiheit bedeutet nicht, dass die physikalische Ödemtherapie dann beendet werden kann, da es sonst sofort zu einem Nachlaufen des Ödems und zum erneuten Auftreten der Beschwerden kommen würde.

Für die weitere Behandlung für daheim werden oft auch apparative intermittierende Kompression in Form pneumatischer Mehrkammergeräte empfohlen. Die Geräte sehen aus wie überdimensionale Schlafsäcke, die aus meist zwölf Luftkammern bestehen und, bei den Füßen beginnend, Druck erzeugen. Diese Geräte können gekauft oder geliehen werden, in manchen Fälle bezahlen auch Krankenkassen oder Zusatzversicherungen einen Teil. Es macht Sinn, sich so ein Heimgerät anzuschaffen, Produktbezeichnungen sind z. B. Lymphamat oder Lymphapress. Bitte halten Sie aber unbedingt mit Ihrem behandelnden Arzt Rücksprache, welcher Gerätetyp für Sie und Ihre Behandlung empfehlenswert ist.

Alternative Massagen – eine individuelle Entscheidung

Eine spezielle Form der Lymphmassage ist die Endermologie, eine Art Saugrollmassage. Dabei wird die Haut von einem Vakuum eingesaugt und dabei mit Massagerollen bearbeitet. So wird die Mikrozirkulation angeregt, das Bindegewebe gekräftigt und die Elastizität und das Aussehen der Haut verbessert. Das Resultat: Stauungen bessern sich, das Volumen der dynamischen Lipödemkomponente nimmt ab. Berührungs- und Druckempfindlichkeiten verbessern sich teilweise sogar markant. Außerdem ist eine Endermologie sehr entspannend. Diese Behandlungsform wird von verschiedenen Ärzten, Physiotherapeuten, Masseuren und Kosmetikerinnen angeboten – ist allerdings sehr kostenintensiv.

Es gibt noch einige weitere spezielle Formen der Lymphmassage. Manche Naturheilpraktiker und TCM-Mediziner schwören auch auf die altbewährte Methode des Schröpfens. Auch diese Methode stärkt das Bindegewebe und kann den Lymphfluss anregen. Alle diese Verfahren bringen als zusätzliche Behandlungen sicherlich gute Erfolge, doch als alleinige Behandlung haben diese Massagen meist wenig bis keine Wirkung. Ganz wichtig ist: Was auch immer sie versuchen, besprechen Sie es immer erst mit ihrem behandelndem Arzt. Und natürlich ist auch Selbstverantwortung gefragt: Sollte es zu Schmerzen, Verhärtungen oder anderen Veränderungen nach einer Behandlung kommen, bitte im Sinne der eigenen Gesundheit agieren.

Kompression – Strümpfe gegen das Lipödem

Die tragende Säule der Lipödemtherapie ist die Kompression – diese ist nicht nur bei der komplexe physikalische Entstauungstherapie (KPE) unerlässlich für eine anhaltende positive Wirkung der manuellen Lymphdrainage. Häufig sind die Kompressionsbandagen anfangs zu schmerzhaft für die Patientinnen. Hier muss dann selbstverständlich einmal darauf verzichtet werden. In der Hoffnung, dass sich mithilfe der manuellen Lymphdrainage, die zwischen den Fettläppchen eingelagerte Flüssigkeit schnell verringern lässt und dadurch die Druckempfindlichkeit zurückgeht. Es sollte nämlich mit aller Rücksichtnahme möglichst bald mit der Kompression begonnen werden. Während der intensiven MLD-Behandlungen sind diese Bandagen noch sogenannte Kurzzugbinden oder Mehrkomponentensysteme, die mittels aufwendiger Technik und mit teilweise sehr viel Polstermaterial von speziell ausgebildeten Therapeuten oder Ärzten angelegt werden.

Nach erfolgreicher Ödemreduktion durch die manuelle Lymphdrainage sollte das erzielte Ergebnis natürlich gehalten werden. Dies gelingt auf Dauer nur, wenn das Flüssigkeitsvolumen im Bein klein gehalten wird, sodass sich keine oder nur wenig Flüssigkeit in den Fettzellen und im Gewebe einlagern und somit Beschwerden verursachen kann. Das geht am effektivsten mit einem individuell angepassten und gutsitzenden Kompressionsstrumpf, der durch Druck von außen den Gewebedruck konstant hochhält, sodass sich nur wenig Wasser einlagern kann.

Diese Kompressionstherapie gilt als die wichtigste Therapiemaßnahme, verlangt aber auch viel Konsequenz. Denn Kompressionsstrümpfe müssen an sich täglich – außer nachts – getragen werden. Vor allem auch beim Sport, nicht nur um das Gewebe und die Lymphbahnen vor Erschütterungen zu schützen, sondern auch, weil sie den positiven Effekt der Muskelanspannung noch verstärken können. Das Schöne ist aber: Beim Tragen des Kompressionsstrumpfs ist die Wirkung fast sofort zu sehen,

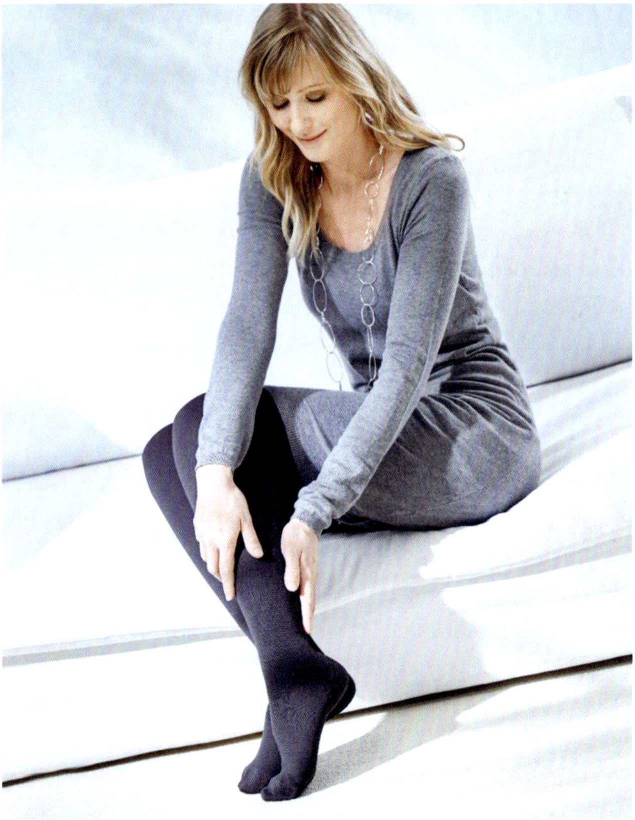

es strömt bereits in Ruhe 50 Prozent mehr Flüssigkeit aus den Beinen zurück – das versöhnt schnell mit den Strümpfen. Und keine Angst: Die modernen Kompressionsstrümpfe haben nichts mehr mit den dicken Ungetümen unserer Großmütter gemein. Sie sind viel angenehmer zu tragen und können mit ein wenig Übung vollkommen eigenständig an- und ausgezogen werden. Sie werden mittlerweile nicht nur in unterschiedlichen Farben und Mustern, sondern auch in verschiedenen Kompressionsklassen und Ausführungen angeboten: von Strumpf bis Strumpfhose, mit oder ohne Zehenkappe, bis hin zu Armstrümpfen und Handschuhen.

Wichtig zu unterscheiden ist zwischen rund- und flachgestrickten Kompressionsstrümpfen. Die rundgestrickten Modelle sind meist etwas leichter anzuziehen, üben allerdings nicht den richtigen Druck aus. Flachgestrickte Strümpfe sind vor allem bei ausgeprägtem Lipödem sehr sinnvoll. Sie sind sogar mit eingearbeiteter Naturfaser erhältlich, beispielsweise mit hochveredelter Merinowolle. Diese sorgt für einen angenehmen Temperaturausgleich, denn Merinowolle wärmt im Winter und kühlt im Sommer. Vermutlich haben viele Lipödem-Patientinnen den Wunsch, die dünneren Rundstrick-Strümpfe anzuziehen. Das ist aber in der Regel keine gute Wahl, weil Rundstrick bei Ödemen einschneidet und damit das Problem vergrößert, anstatt zu helfen. Bitte besprechen Sie sich mit geschultem Fachpersonal: ob rund- oder flachgestrickte Strümpfe ist immer eine sehr individuelle Entscheidung. Wichtig ist, dass der Kompressionsstrumpf in regelmäßigen Abständen durch eine Fachperson kontrolliert und gegebenenfalls neu angemessen wird.

Wie funktionieren medizinische Kompressionsstrümpfe?

Sie wirken durch einen exakten Druckverlauf am Bein. So ist der Druck an der Fessel am stärksten und nimmt nach oben hin kontinuierlich ab. Daher muss ein Kompressionsstrumpf auch wie eine zweite Haut sitzen.

Das fühlt sich anfangs meist ungewohnt an, doch mit der Zeit, so berichten Betroffene, gewöhnt man sich an den Druck und will ihn bald nicht mehr missen. Dieser Kompressionsdruck, der von außen auf das Bein wirkt, wird entweder in kPA oder mmHg gemessen. MmHg bedeutet „Millimeter Quecksilbersäule“ (Hg = Quecksilber) und wird in den EU-Ländern und der Schweiz für die Messung des Drucks von Körperflüssigkeiten wie z. B. auch des Blutdrucks verwendet. Das geht darauf zurück, dass Druck früher mithilfe einer Quecksilbersäule gemessen wurde. Ähnlich wie bei einem Thermometer oder Barometer steigt die Quecksilbersäule bei Erhöhung des Außendrucks in Millimeterschritten auf einer Skala an. Im Fall medizinischer Kompression geht es um den Druck, den die Strümpfe von außen auf das Bein abgeben. Da mmHg nicht in allen Ländern üblich ist, wird oft auch kPA als Maßeinheit verwendet. Das steht für Kilopascal und beschreibt die Kraft, die auf eine Fläche wirkt. kPA ist als Druckeinheit international verbreitet und misst beispielsweise auch den Reifendruck von Autos.

Vier Klassen für den richtigen Druck

Die Einteilung beschreibt den Druck eines Kompressionsstrumpfes im Fesselbereich.

Kompressions-klasse	Kompressions-stärke	Kompression in kPA	Kompression in mmHG
I	leicht	2,4 bis 2,8	18 bis 21
II	mittel	3,1 bis 4,3	23 bis 32
III	kräftig	4,5 bis 6,1	34 bis 46
IV	sehr kräftig	6,5 und größer	49 und größer

Dieser Druck ist allerdings der Ruhedruck – er erhöht sich bei Bewegung. Schon beim normalen Gehen wölbt sich die Muskulatur hervor und so nimmt der Druck deutlich zu. Das ist gut und fördert zusätzlich den Abtransport der Lymphe. Im Internet werden auch immer wieder „Wunderhosen“ für die Kompression angeboten. Meist sehen diese Hosen wie Leggins aus und bestehen aus einer Art festem Schlauchmaterial. Diese Hosen sind sicherlich gut für gesunde Frauen, haben aber auf das lipomatöse Fettgewebe keinerlei medizinische Wirkung. Nicht umsonst wird ein Kompressionsstrumpf von geschultem Fachpersonal mittels spezieller Messung und/oder Scan exakt auf die Anatomie abgestimmt.

An- und Ausziehen leichtgemacht

Zugegeben: Es gibt Kleidungsstücke, die einfacher anzuziehen sind. Doch hat man einmal den Dreh raus, lassen sich sowohl Bein- als auch Armkompressionen relativ zügig überziehen. Bei formbedingten Problemen mit dem Anziehen werden oft auch Kombinationen von „Bermudas“ oder „Caprihosen“ mit Strümpfen verschrieben. Es gibt zudem auch Hilfsmittel, die das Prozedere erleichtern. Mit speziellen Grip-Handschuhen etwa kann der Strumpf fest umfasst und so in einem Zug angezogen werden. In Fachgeschäften werden auch unterschiedlichste An- und Ausziehhilfen angeboten – hier muss man sich einfach durchprobieren, um sein bestes Helferchen zu entdecken. Grundsätzlich gilt, dass die Strümpfe am besten morgens noch vor und kurz nach dem Aufstehen leichter anzuziehen sind, denn dann sind die Beine noch nicht so geschwollen. Ganz wichtig ist es, auf lange Fingernägel oder sonstige scharfe Dinge zu verzichten, denn diese machen die Strümpfe ganz schnell kaputt.

Anziehen eines Beinstrumpfs:

1. Den Kompressionsstrumpf bis zur Ferse „auf links“ wenden.
2. Den Strumpf bis zur Ferse über den Fuß ziehen.
3. Nun nach und nach den Kompressionsstrumpf über den Spann zur Ferse ziehen.
4. Schließlich den Strumpf über den Unterschenkel, das Knie und die Oberschenkel hochziehen.
5. Bei einer Strumpfhose wird nun im Stehen mit beiden Händen der Leibteil über das Gesäß gezogen.
6. Zum Schluss den Strumpf gleichmäßig mit beiden Händen glattziehen, bis dieser faltenfrei am Bein und rund um die Hüften anliegt

Anziehen eines Armstrumpfs:

1. Das obere Ende der Armversorgung „auf links“ wenden und den vorderen Teil nach innen schlagen.
2. Nun den Armstrumpf, so weit es geht, über den Arm ziehen.
3. Danach das obere Ende nach außen falten und den Armstumpf nach und nach über den Ellenbogen bis zur Achselhöhle hochziehen. Dabei kann es helfen, wenn man sich an einem Haltegriff festhält.
4. Zum Schluss den Strumpf gleichmäßig glattstreichen, bis dieser faltenfrei am Arm und Ellenbogen anliegt.

Kluge Mode für Frauen mit Lipödem

Kompressionstrümpfe sind die eine Sache, aber frau braucht ja auch etwas Schickes zum „darüber“ anziehen. Während die Passform bei weiten und schwingenden Röcken nicht ganz so individuell passend sein muss, führt vor allem der Hosenkauf für Lipödem-Kurven oft nur zum Frust. Viele Patientinnen berichten, dass es schwierig bis fast unmöglich ist, eine vernünftige Hose oder gar trendigere Jeans mit guter Passform zu kaufen. Selbst in den Übergrößengeschäften ist nur wenig für die speziellen Bedürfnisse einer Lipödem-Betroffenen zu finden. Doch es gibt mittlerweile eine eigene Modelinien.

Bequeme Kleidung ist das A & O für Lipödempatientinnen: Die Kleidungsstücke dürfen auf keinen Fall einengen oder gar abschnüren. Keine Gürtel oder Gummizüge – und natürlich keine knallengen Jeans. Richten Sie Ihr Augenmerk auch auf die Unterwäsche, auch Spitze und Verzierungen fördern Schwellungen. Besonders wichtig: gute BHs tragen! Die gesamte Kleidung sollte leicht sein – auch Jacken und Mäntel.

Schuhe: Ein Shoppingproblem stellen Stiefel dar, denn meist sind die Waden um einiges stärker als es die Designer der herkömmlichen Kollektionen planen. Doch in letzter Zeit gibt es immer mehr Angebote, die Stiefel auch abseits der Modelmaße anbieten – hier wird frau unter „Weitschaftstiefel“ im Internet fündig. Goodbye High-Heels: Hohe Schuhe sind schon bei gesunden Frauen nicht gut für die Venenpumpe. Lipödem-Patientinnen sollten immer bequeme und flache Schuhe tragen. Oft ist ein innen gepolsterter Schuh von Vorteil, denn dieser kann sich an die Schwellungen, die im Lauf des Tages auftreten, anpassen.

So bleibt die Haut trotz Lipödem gesund

Vor allem in den späteren Stadien macht ein Lipödem der Haut immer mehr zu schaffen. Durch die Vermehrung von Binde- und Fettgewebe entstehen kleine und größere narbige Veränderungen, die sogenannten Fibrosen. Diese sind fast so etwas wie kleine Wunden. Diese Hautveränderungen stören die Balance der Haut – sie wird immer trockener, dünner und bald auch rissiger. Die natürliche Hautbarriere ist bei Ödempatientinnen geschädigt und dadurch wird die Haut anfällig für Infektionen und schlecht heilende Entzündungen. Dazu kommt das Tragen der Kompressionsstrümpfe, die zwar wichtig für die Lymphe sind, der Haut aber zusätzlich zusetzen. Flachgestrickte Strümpfe mit Naturfasern wie Baumwolle oder Merinowolle können hier von Vorteil sein, weil sie sich vergleichsweise weich anfühlen.

Um den sehr unangenehmen Begleiterscheinungen und Komplikationen in der Kompressionstherapie vorzubeugen, ist die tägliche Hautpflege unverzichtbar. Wichtig ist, dass sie regelmäßig durchgeführt wird. Patientinnen sollten sich Präparate aussuchen, die für sie angenehm zu handhaben sind, sodass sie diese auch wirklich jeden Tag anwenden. Idealerweise wird die Haut am Abend gepflegt, nachdem die Kompressionsstrümpfe ausgezogen wurden. Die Produkte sollten möglichst wenige Inhaltsstoffe enthalten, um allergische Reaktionen zu vermeiden. Wenn trotzdem ungewöhnliche Veränderungen wie Hautrötungen auftreten, unbedingt einen Dermatologen aufsuchen.

Tipps und Tricks gegen reibende Oberschenkel

Viele Frauen, nicht nur Lipödem-Betroffene, kennen das Problem des sogenannten „Chafing“, des Aneinanderreibens der Oberschenkel. Wenn eine Kompressionsstrumpfhose getragen wird, ist das Problem meist nicht so groß. Aber bei Strümpfen kann die Reibung mit der Zeit richtig schmerzhaft werden. Doch es gibt ein paar Tricks, mit denen sich frau ein wenig helfen kann.

- **Shapeware:** Damit schlägt man gleich zwei Fliegen mit einer Klappe. Die Figur wird in Form gebracht und es kann durch den festen Stoff nichts reiben.
- **Bandelettes:** Die zuverlässigste Methode, um zu verhindern, dass die Oberschenkel reiben: Stoff. Viele Frauen tragen deshalb Radlerhosen unter ihrer Kleidung. Das Problem: Die kurzen Hosen können vor allem im Sommer zu warm sein. Luftiger und schöner sind die sogenannten Bandelettes – eine Erfindung aus den USA. Sie werden um die Oberschenkel getragen und erinnern an halterlose Strümpfe.
- **Anti-Chafing-Produkte.** Vor allem in den USA sind die kleinen Helfer schon DER Trend. Der sogenannte „Balm for her“ zieht schnell ein, ist wasserfest und macht das schmerzhafte Scheuern zu einem „Rutschen“.

- **Deoroller:** Die schnelle Hilfe für Zwischendurch kann auch ein Deoroller sein. Er sorgt dafür, dass man weniger schwitzt und so scheuert die Haut auch weniger.
- **Babypuder** auf die Innenseiten der Oberschenkel aufgetragen – so reibt es deutlich weniger. Minus: Das Puder ist nicht nur schnell wieder weg, sondern kann beim Nachstäuben auch unschöne Flecken hinterlassen.
- **Vaseline oder Gleitgel.** Günstiger als spezielle Anti-Chafing-Gele ist die gute alte Vaseline. Auch sie sorgt dafür, dass die Reibung verringert wird, hält allerdings nicht so lange auf der Haut. Alternativ können Sie es auch mit silikonhaltigem Gleitgel versuchen.

Bewegungsübungen zusätzlich zur Kompressionstherapie

Gezielte, aber behutsame Bewegungsübungen helfen zusätzlich, die Schwellungen zu reduzieren. Durch die Muskeltätigkeit wird die Muskelpumpe aktiviert und so auch der Lymphfluss angeregt. Am wirksamsten ist ein Zusammenspiel von Kompression und Bewegung. Darum sollen die Bewegungsübungen immer in Kompressionsstrümpfen bzw. -verbänden durchgeführt werden. Je nach Stadium und Ödemlokalisation stellen Therapeuten individuelle Übungen zusammen. Wichtig ist, dass die Bewegungen keine Schmerzen verursachen und in jeder Phase zwei- bis dreimal täglich durchgeführt werden.

Mittlerweile gibt es eigene Plattformen, die Online-Video-Trainingsportale mit speziellen Übungen für Lipödem-Patientinnen anbieten. Vieles ist auch gratis über YouTube zugänglich. Zahlreiche Blogs, Selbsthilfegruppen und Lipödem-Hilfsplattformen bieten unzählige Gymnastiktipps für Betroffene an. Wer sucht, wird auf jeden Fall fündig.

Hilfe bei Schmerzen

Bei Beschwerden wie Druck- und Berührungsempfindlichkeit der Gewebe können Venentherapeutika gute Dienste leisten, die fast alle auf pflanzlicher Basis bestehen (Phytotherapeutika) – die meisten werden aus der Rosskastanie, dem roten Weinlaub, Steinklee und Mäusedorn gewonnen.

Mehr Bewegung ganz einfach in den Alltag integrieren

Grundsätzlich sollten nicht nur die speziellen Übungen täglich gemacht, sondern überhaupt mehr Bewegung und Sport in den Alltag integriert werden. Auch wenn körperliche Bewegung allein nicht zur Heilung eines Lipödems führt, sollte dennoch dafür gesorgt werden, dass sich kein zusätzliches Fettgewebe ansammeln kann bzw. dass sich das bestehende etwas reduziert. Mit etwas Glück und viel Einsatz kann es gelingen, ein Lipödem über Jahre hinweg in Stadium eins zu halten. Zudem ist das Risiko, dass sich aus einem Lipödem ein Lipo-Lymphödem entwickelt durch regelmäßige Bewegung und Sport um einiges geringer.

Zwar kann man das Lipödem nicht „wegsporteln", dennoch hält regelmäßige Bewegung das Herz-Kreislauf-System fit und regt den Lymphabfluss an, denn unsere Gefäße sind von Muskeln umgeben. Diese Muskulatur ist in der Lage, wie eine Pumpe Gewebsflüssigkeit auch gegen die Schwerkraft aus den Extremitäten abzutransportieren. Denn bei Muskelanspannung werden Blut und Lymphe nach oben Richtung Herz gedrückt. Das verdickte Unterhautfettgewebe ist vom Muskel nur durch eine Faszie, eine dünne Hülle, getrennt. Aus gutem Grund: Muskeln müssen ständig durchblutet und ernährt werden, sie kosten also richtig Energie. Diese Energie holen sie sich aus dem Fettgewebe. Das wirklich Schöne an durchtrainierten Muskeln: Ist mehr Muskelmasse vorhanden, wird automatisch auch im Ruhezustand mehr Energie verbraucht. Somit steigt auch der Grundumsatz und man kann ohne Reue auch einmal etwas mehr essen. Keinesfalls vergessen: Auch bei Sport und Bewegung unbedingt die Kompressionswäsche tragen!

Für die Grundfitness sind 10 000 Schritte täglich empfehlenswert. Mittlerweile hat jede Handymarke eine Health-Einstellung, die unter anderem auch automatisch die Schritte mitzählt. Auch wenn diese „Zählung" nicht ganz exakt ist, bietet sie dennoch einen guten Überblick über das tägliche Pensum. Oft wundert man sich dann, wie wenige Schritte man eigentlich den ganzen Tag so gemacht hat. Besonders effektiv ist übrigens das Treppensteigen: Je nach Gewicht verbrennt man mit einer Viertelstunde Treppensteigen zwischen 112 und 192 Kalorien – das ist der absolute Spitzenwert unter den Alltagsbeschäftigungen. Auch Radfahren, Spaziergehen und Walken machen Sinn für die Grundfitness und sind zudem schonend für die Gelenke.

Das richtige Schuhwerk ist ebenfalls entscheidend: Mit sogenannten Abrollschuhen haben viele Patientinnen eine massive Linderung der Beschwerden erreicht. Diese spezielle Gehtechnik zwingt beim Gehen und Laufen das Sprunggelenk, ganz automatisch vermehrt abzurollen, was zu einer Aktivierung der Venenpumpe (Wadenmuskulatur) führt – und das bei jedem Schritt.

Welcher Sport ist geeignet?

Für Lipödem-Betroffene lautet die Devise: Wenn möglich, Gewicht reduzieren – auf alle Fälle aber kein zusätzliches Gewicht aufbauen. Da sind zusätzlich zum bewegtem Alltag auch regelmäßige Sporteinheiten wichtig. Vor allem in späteren Stadien und bei übermäßigen Übergewicht ist ein moderates Ganzkörper- und Ausdauertraining angesagt. Ein schonendes Training ist wichtig, um die ohnehin schon belasteten Gelenke nicht noch weiter zu schädigen. Daher sind abrupte Stop-and-go-Bewegungen wie etwa beim Tennis für übergewichtige Betroffene nicht unbedingt zu empfehlen.

Sport im Wasser: Ob Schwimmen, Aqua-Cycling, Aqua-Spinning, Aqua-Jogging oder Wassergymnastik: Bewegung im Wasser ist nicht nur schonend, sondern bietet gleichzeitig auch eine Kompressionstherapie, da der Wasserdruck im tieferen Bereich höher ist als an der Wasseroberfläche. Er funktioniert hier wie eine Lymphdrainage und entstaut die Beine. Deshalb ist Wassersport auch der einzige Sport, der ohne Kompression ausgeführt werden darf. Ein positiver Nebeneffekt: Der Auftrieb im Wasser reduziert das Körpergewicht auf ein Minimum. Trainiert werden nicht nur Beine, sondern auch Rücken, Arme und Bauch. Das Training eignet sich

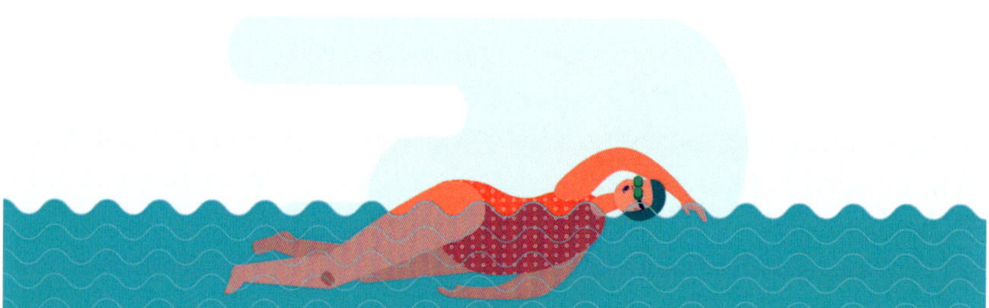

für Personen jeglichen Fitnesslevels, zum Wiedereinstieg, zur Gewichtsreduktion, bei Bindegewebsschwäche und Lip- und Lymphödemen.

Trampolinspringen: Beim Springen wird die Muskulatur gekräftigt, der Lymphfluss angeregt und die Fettverbrennung angekurbelt. Die Kompressionsstrümpfe unterstützen den Blut- und Lymphtransport zusätzlich. An sich fallen auf dem Trampolin alle Bewegungen leichter, dennoch ist dies ein Programm für etwas sportlichere Damen und nicht unbedingt bei großem Übergewicht geeignet.

Nordic Walking trainiert sämtliche Muskelgruppen – so ist das „Gehen mit Stöcken" vor allem auch für Lipödem-Patientinnen geeignet, deren Arme betroffen sind. Das Walken mit Stöcken ist besonders gelenkschonend und für Ungeübte schnell zu erlernen. Dennoch muss man die richtige Bewegung erst einmal kennenlernen, daher ist wenigstens eine Stunde mit einem erfahrenen Personaltrainer anzuraten. Wer nicht mit Stöcken gehen will: Die runden Smoveys oder kleine Laufhanteln sind auch gute Trainingsgeräte.

Radfahren ist die gelenkschonende Paradesportart bei Übergewicht. Die Tretbewegung ist besonders effektiv für die Beine. Wichtig ist es aber auch hier, dass die Kompressionsstrümpfe getragen werden. „Radfahren" im Bett wird auch als Morgengymnastik empfohlen. Einfach am Rücken liegen und die mit den Beinen gen Himmel radeln – das bringt morgens den Kreislauf und die Lymphe in Schwung und trainiert die Bein- und Bauchmuskulatur.

Yoga besteht aus Körperübungen (Asanas), die Körper, Geist, Seele und Atem in Einklang bringen sollen. Regelmäßige Einheiten haben viele positive Auswirkungen auf unseren Organismus, die zum Teil auch schon wissenschaftlich bewiesen wurden. Unter anderem aktivieren einige Asanas die Lymphkreislauf, die Durchblutung und den Blutdruck. Zudem werden die verkürzten Muskeln gedehnt und gestärkt. Wichtig ist allerdings auch hier, dass die Kompressionsstrümpfe getragen werden.

Faszientraining wird meist mit einer harten Styroporrolle durchgeführt. Das Fasziengewebe ist nicht nur mit Blutgefäßen durchsetzt, auch Lymphbahnen durchziehen es. Wenn die Muskeln nicht mehr richtig bewegt werden, verhärten sich die Faszien – und je fester diese werden, desto schlechter funktioniert der Abtransport der Lymphe. Das Faszientraining macht sprödes, verklebtes oder verfilztes Fasziengewebe geschmeidiger – und so „flutscht" dann auch die Lymphflüssigkeit. Zudem werden auch Schmerzen minimiert. Allerdings kann dieses Training bei schon berührungsempfindlichen Lipödemen extrem schmerzhaft sein.

Krafttraining gibt es in unterschiedlichen Ausrichtungen. Natürlich kann man unter der Anleitung eines Trainers in einem Center Gewichte und Hanteln stemmen. Ein gutes Krafttraining funktioniert aber auch mit Therabändern – hier gibt es unzählige Übungen, die man sehr gut im eigenen Wohnzimmer absolvieren kann. Voraussetzung ist natürlich eine gute Einschulung durch einen erfahrenen Fitnesstrainer. Es gibt auch das EMS-Training, ein sehr effektives Ganzkörpertraining, das sogar die tiefer liegende Muskulatur erreicht. EMS steht für Elektro-Muskel-Stimulation und arbeitet mit elektrischen Reizen, die die Muskulatur trainiert. Ganz sportliche Damen können sich auch am HIIT-Training versuchen, eine Art Zirkeltraining mit hochintensiven Phasen und Ruhepausen. Und, es ist nicht oft genug zu betonen, auch hier ist es wichtig, die Kompressionsstrümpfe zu tragen.

Wie viel Sport darf sein?

Gerade untrainierte Lipödem-Patientinnen stehen am Beginn ihrer Trainingseinheiten meist vor einem großen Fragezeichen: Wann weiß ich, dass ich zu viel mache, wenn es doch schon von Anfang an so enorm schwer für mich ist? Grundsätzlich muss – vor allem bei Übergewicht – vor Trainingsbeginn ein Arzt einen Check machen. Sind alle Parameter in Ordnung, wird er eine individuelle Trainingsintensität empfehlen. Diese wird meist anhand des Pulses bemessen.

Als Grundregel gilt: 180 minus Alter.
Eine 30-jährige Frau kann also mit einem Puls von 150 trainieren.

Welcher Sport auch immer ausgeübt wird: Wichtig ist die Regelmäßigkeit und dass er guttut. Zugegeben: Guttun wird es vielleicht nicht gleich nach den ersten Einheiten, aber wenn der innere Schweinhund besiegt ist und das wöchentliche Sportprogramm zum festen Bestandteil des Alltags gehört, beginnt es auch Spaß zu machen. Versprochen. Wichtig ist aber auch, sich niemals zu überfordern, der Fokus liegt auf dem eigenen Wohlgefühl. Und natürlich gilt: Werden die Schmerzen größer, taucht ein

Unwohlgefühl auf oder fangen die Beine oder Arme zu kribbeln an – sofort das Training unterbrechen. Und möglichst schnell einen Arzt oder Physiotherapeuten aufsuchen.

Lassen Sie Sport zur Gewohnheit werden

Der Mensch ist ein Gewohnheitstier, Routinen prägen unseren Alltag. Eine Gewohnheit ist eine Handlung oder Verhaltensweise, die automatisch abläuft, ohne dass man groß darüber nachdenkt. Zähne putzen z. B. Es gibt unterschiedliche Angaben, wie lange es braucht, um eine neue Gewohnheit in seinem Alltag zu etablieren. Einige sprechen von 21 Tagen, manche von 28 oder gar 66 Tagen. Wenn man von der längsten Varianten ausgeht: Anfangs muss man höchstens zwei Monate mit seinem Schweinehund kämpfen – dann hat sich das Sportprogramm im Alltag etabliert. Einfach probieren!

Übergewicht vermeiden – für Sie und gegen das Lipödem

Auch wenn das Lipödem nicht mit einer Adipositas gleichzusetzen ist und ursächlich nicht ernährungsbedingt ist, so ist die Gewichtskontrolle trotzdem eine der wichtigsten Maßnahmen, um ein Fortschreiten zu vermeiden. Denn auch wenn ein Lipödem grundsätzlich nicht „weggehungert" werden kann, werden Entstehung und Ausprägung durch Übergewicht gefördert. Natürlich ist es nicht so leicht, denn die Erkrankung ist sehr ungerecht: Meist kommt es im Rahmen einer Gewichtszunahme bei der Patientin mit einem Lipödem zu einer überproportionalen Zunahme des betroffenen Fettgewebes an den Extremitäten, während eine Gewichtsreduktion durch Diät an diesen Stellen meist sehr langsam Wirkung zeigt. Doch kombiniert man eine Diät mit einer entstauenden Therapie, kann durchaus gut bis sehr gut abgenommen werden.

Vor allem in den späteren Stadien der Erkrankung entstehen oftmals auch Essstörungen. Das Selbstwertgefühl fällt in den Keller, die Schmerzen sorgen auch nicht unbedingt für gute Laune und ganz oft leidet auch das Sexualleben. Dann kommt es fast unweigerlich zu Ersatzbefriedigungen. Doch in welchem Stadium sich das Lipödem auch immer befindet, gesundes Essverhalten ist ausschlaggebend für einen guten Verlauf der Erkrankung.

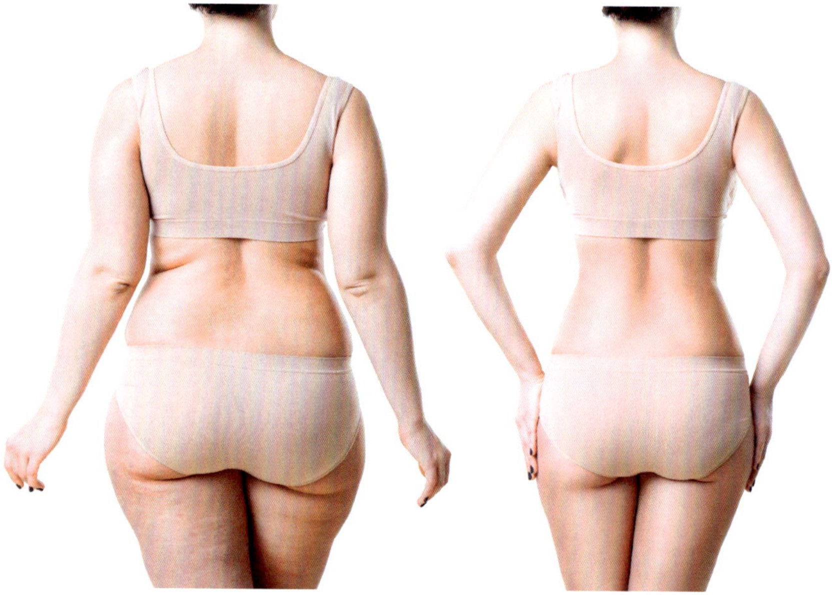

Lernen Sie Ihren Grundumsatz kennen

Doch wie viel soll oder darf man essen? Genau kann diese Frage natürlich nur ein Ernährungsmediziner beantworten, der dazu viele individuelle Daten erhebt. Doch es gibt ein paar Grundsätze, die einen groben Überblick über notwendige Kalorien verschaffen können.

Sogar in völliger Ruhe – beim Liegen oder Schlafen – ist der Körper auf Energie angewiesen, um die Lebensfunktionen (z. B. den Herzschlag, Blutkreislauf, Lymphgefäßsystem etc.) aufrechtzuerhalten. Den Energieumsatz, der im Ruhezustand benötigt wird, bezeichnet man als Grundumsatz.

Ruhezustand bedeutet:

- **in Ruhe liegend**
- **bei normaler Körpertemperatur**
- **bei der für den unbekleideten Menschen behaglichen Umgebungstemperatur von 20–28 Grad Celsius**
- **morgens und nüchtern.**

Der Grundumsatz ist unter anderem abhängig von Alter, Geschlecht, Größe und Gewicht. Er steht in Zusammenhang mit der fettfreien Körpermasse. Daher haben schlanke, muskulöse Menschen mit einem niedrigen Körperfettanteil einen höheren Grundumsatz. Männer haben in etwa einen um zehn Prozent höheren Grundumsatz als Frauen – bedingt auch durch den höheren Muskelanteil. Aber auch für Frauen gilt: Muskeln sind Energiefresser – je mehr Muskeln wir haben, desto mehr Kalorien verbrauchen wir, sogar wenn wir gerade faul am Sofa surfen. Jedes Kilo zusätzliche Muskulatur erhöht den Grundumsatz um rund 20 Kilokalorien pro Tag, ein arbeitender Muskel hat sogar einen bis zu 300-mal höheren Energieumsatz als ein ruhender. Auf der anderen Seite gilt aber auch zu beachten, dass sich der Grundumsatz mit der Gewichtsreduktion bei Diäten zusehends verringert. Sprich: Weniger Körpergewicht bedeutet auch weniger Grundumsatz. Daher muss bei laufender Diät immer wieder der Kalorienverbrauch angepasst werden.

Die Berechnung des Grundumsatzes

Beispiele zur Berechnung des Grundumsatzes von normalgewichtigen Personen:

- **Frauen:** 0,9 kcal/kg Körpergewicht/Stunde
  (zum Beispiel bei 75 kg = 68,5 kcal/Stunde oder 1.644 kcal/Tag)
- **Männer:** 1 kcal/kg Körpergewicht/Stunde
  (zum Beispiel bei 85 kg = 76,5 kcal/Stunde oder 1.836 kcal/Tag)

Bei stark übergewichtigen Personen ist es jedoch sinnvoller, den Grundumsatz vom geschätzten Normalgewicht zu berechnen und nicht vom gemessenen Körpergewicht. Als Näherungswert kann folgende Formel herangezogen werden: Normalgewicht (kg) = Körpergröße (cm) minus 100.

Der Grund: Aus dem tatsächlichen Körpergewicht würde sich wegen des hohen Fettanteils ein zu hoher Grundumsatz ergeben. Außerdem gilt: Im Alter sinkt der Grundumsatz oft, weil unter anderem die fettfreie Körpermaße abnimmt. Um den Grundumsatz zu berechnen, werden verschiedene Formeln herangezogen, die z.B. von Körpergewicht, Körpergröße, Alter und Geschlecht ausgehen.

Der Energieverbrauch bei Aktivität

Zusätzlich zum Grundumsatz muss noch Energie aufgenommen werden, um Arbeit bzw. körperliche Tätigkeit verrichten zu können – das ist der sogenannte Leistungsumsatz. Der Leistungsumsatz ist die Kalorienzahl, die bei körperlichen Alltagsaktivitäten verbrannt werden – und wird mit dem Physical Activity Level, kurz PAL-Faktor, bestimmt. Dieser Leistungsumsatz kann durch Sport und Bewegung gesteigert werden. Kalorientabellen gibt es zu Hauf im Internet & Co. Aber – ob Lipödem oder nicht – zu einer guten und gesunden Figur gehört auch ausreichende, regelmäßige Bewegung. Schön wäre es, mindestens dreimal pro Woche wenigstens 45 Minuten flott spazieren zu gehen und täglich eine Sporteinheit zu machen. In Zahlen ausgedrückt: 2.000 Kilokalorien pro Woche durch Sport zu verbrauchen, ist für Gesundheit und Figur optimal. Das zusätzliche Plus: Nach einer körperlichen Belastung kehrt der Energieumsatz nicht sofort zum Ausgangsniveau zurück. Der Körper verbraucht auch in der Erholungsphase noch vermehrt Energie – je nachdem, wie lange und wie intensiv die Tätigkeit war.

Wie hoch ist der Gesamtenergiebedarf pro Tag?

Der Grund- und der Leistungsumsatz machen einen großen Teil des Gesamtenergiebedarfs aus. An sich kommt noch die sogenannte Thermogenese nach der Nahrungsaufnahme zum Tragen. Dabei steigt nach dem Essen der Energieverbrauch, was sich sogar durch erhöhte Körpertemperatur messen lässt – diese macht ungefähr acht bis zehn Prozent des Energieumsatzes aus. Essen und Verdauung brauchen demzufolge auch Energie. Unumstößlicher Fakt ist und bleibt: Es dürfen nicht mehr Kalorien zugeführt als verbraucht werden. Wer also abnehmen möchte, muss auf der einen Seite die Energiezufuhr herunterfahren, und auf der anderen Seite den Energieverbrauch hochfahren. Als grober Anhaltspunkt gilt: rund 10 bis 15 Prozent weniger Kalorien aufnehmen als man verbraucht. So einfach – so schwierig!

Vitamine, Mineralstoffe & Co.: gesunde Helfer, die die Fettverbrennung fördern können

Vitamin C steigert nicht nur die Immunkraft, sondern auch die Bildung der Fett abbauenden Hormone, des Noradrenalin. Zudem festigt Vitamin C das Bindegewebe und sorgt so für eine schöne Silhouette.

Vitamin D regt den gesamten Stoffwechsel an und kurbelt den Energieverbrauch an. Einige klinische Studien zeigen, dass Übergewicht oft mit einem Vitamin-D-Mangel einhergeht. Zudem löst ein Mangel an Vitamin D auch Heißhunger aus.

Chrom unterstützt die Aufnahme von Zucker und hält dadurch den Insulinspiegel niedrig – und das bringt den Fettstoffwechsel in Schwung.

Eisen transportiert Sauerstoff in die Zellen und hält so sämtliche Stoffwechselprozesse am Laufen. Im Umkehrschluss bremst der Mangel von Eisen den Stoffwechsel und damit auch die Fettverbrennung aus.

Kalzium ist zur Regulation des Säure-Basen-Haushalts unerlässlich. Bei einem Kalziummangel lagert der Organismus die Kalzium in den Fettzellen an – das hindert die fettabbauenden Enzyme am Arbeiten. Umgekehrt heißt das: Wenn man Kalzium zuführt, sinkt der Kalziumgehalt in den Fettzellen und die fettabbauenden Enzyme nehmen ihre Arbeit wieder auf.

L-Carnitin ist ein sogenanntes Vitaminoid, also eine vitaminähnliche Substanz, das den Fettstoffwechsel positiv beeinflussen kann.

Kollagen. Das Strukturprotein sorgt nicht nur für eine bessere Elastizität und Spannkraft des Bindegewebes, es liefert auch wertvolle Aminosäuren und ist maßgeblich am Aufbau und der Erneuerung sämtlicher Körperzellen beteiligt.

Magnesium ist am Energiestoffwechsel in den Mitochondrien beteiligt und kurbelt damit auch die Fettverbrennung an. Doch noch einen entscheidenden Schlankmach-Faktor bringt der Mineralstoff mit: Er reduziert die Freisetzung des Stresshormons Cortisol – und Stress ist hinderlich bei der Fettverbrennung.

Grüner Kaffee hält den Blutzuckerspiegel niedrig, reduziert das Hungergefühl und kurbelt die Fettverbrennung an. Geschmacklich ist der Kaffee nicht so gut, daher werden oft Grünkaffee-Extrakte in Kapselform genommen.

Schüssler-Salze sollen den Stoffwechsel anregen. Experten empfehlen morgens Nr. 10 (Glaubersalz), mittags Nr. 6 und abends wieder Nr. 10.

Was soll ich essen? Anti-Lipödem-Ernährungsvorschläge

Es gibt unzählige Diäten oder Ernährungsstrategien. Der wichtigste Aspekt einer Ernährungsweise ist – neben der Effektivität – die Alltagstauglichkeit. Es gibt auch einige Ernährungsformen, die besonders gute Effekte bei einem Lipödem gezeigt haben.

Low Carb gegen Schwellungen

Weniger Kohlenhydrate zu essen liegt schon seit Jahren im Trend. An sich spiegelt diese Diät die Ernährungsweise unserer Vorfahren wider – erst im den letzten Jahrhundert haben sich besonders die raffinierten Kohlenhydrate immer mehr in unsere Ernährung eingeschlichen. Kohlenhydrate haben einen großen Einfluss auf den Körperfettgehalt, denn sie lassen den Insulinspiegel hochschnellen und blockieren dadurch die Verbrennung von Fett. Eine kohlenhydratarme Ernährung sorgt dafür, dass der Insulinspiegel gleichmäßig niedrig bleibt – dadurch fängt der Organismus an, seine Energie aus den Fettzellen zu beziehen. So gelingt es relativ schnell, den Körperfettgehalt zu senken.

Ein weiterer Vorteil ist, dass die Low-Carb-Ernährung verhindert, dass zu viel Wasser in den Beinen eingelagert wird und es zu Ödemen kommt. Denn Kohlenhydrate werden in der Muskulatur und in der Leber in Form von Glykogen gespeichert. Dieses Glykogen ist ein Oligosaccharid oder ein Polysaccharid, das unter anderem die Fähigkeit besitzt, Wasser zu speichern. Das heißt: Je weniger Kohlenhydrate, desto weniger Glykogen und damit weniger Schwellungen. 50 bis 100 Gramm reine Kohlenhydrate pro Tag ist ein guter Richtwert für eine gangbare Ernährungsumstellung. Doch es kommt natürlich auch darauf an, welche Kohlenhydrate man isst. Hier sind die komplexen Kohlenhydrate aus Vollkorn den „schlechten“ Kohlenhydraten wie Zucker oder weißem Mehl vorzuziehen.

Die Glyx-Diät gegen Heißhunger

Eine weitere gute Ernährungsstrategie bei Lipödem ist die sogenannte Glyx-Diät, die auch auf Kohlenhydratreduktion setzt. Allerdings teilt diese Diät die Kohlenhydrate nach ihrem glykämischen Index (GI) in gute und schlechte ein. Dieser Wert beschreibt, wie sicher das kohlenhydrathaltige Lebensmittel auf den Blutzuckerspiegel auswirkt. Lebensmittel mit hohem GI lassen den Blutzucker schnell ansteigen. Das bewirkt eine hohe Insulinausschüttung, die den Zucker aus dem Blut in die Zellen bringt. Danach sinkt der Blutzuckerspiegel wieder sehr rasch ab – es kommt zur Unterzuckerung und der Körper schickt Heißhungersignale. Der niedrige GI eines Lebensmittels ist wichtig, um Blutzuckerschwankungen und Heißhungerattacken zu vermeiden und hilft, Gewicht zu verlieren.

Zusätzlich gibt es auch den Faktor glykämische Last (GL), die neben dem GI auch berücksichtigt, wie viele Kohlenhydrate in einer Portion stecken. Es gibt viele Nahrungsmittellisten, die meisten zeigen in einer Art Ampelsystem, welche Kohlenhydrate man essen und von welchen man eher die Finger lassen sollte. Die Glyx-Diät hat auf das Lipödem ähnliche Auswirkungen wie die Low-Carb-Variante: Die Glukose wird reduziert, dadurch kommt es zu weniger Schwellungen in den Beinen.

Lebensmittel und ihre Blutzuckerwirkung (BZW)
Lebensmittel *ohne* BZW: Wasser, Tee, Fleisch, Fisch, Eier, Fette, Öle, Käse
Lebensmittel mit *geringer* BZW: Gemüse, gekochte und abgekühlte Kartoffeln, Beeren, Pilze, Nüsse, Samen, Milch, Joghurt, Topfen, Frischkäse, Hülsenfrüchte
Lebensmittel mit *mäßiger* BZW: Obst, Vollkornbrot, Knäckebrot, Vollkornnudeln, festgekochte Kartoffeln, Naturreis, Hafer
Lebensmittel mit *hoher* BZW: Weißbrot aller Art, weichgekochte Kartoffeln, Kekse, Kartoffelpüree, Pommes, Nudeln, Reis, Trockenfrüchte
Lebensmittel mit *sehr hoher* BZW: Cornflakes, Popcorn, Amarant, zuckerhaltige Getränke, süße Alkoholika, Zucker aller Art, Chips

Der neue Trend: Keto-Diät

Eine weitere Low-Carb-Variante ist die Keto-Diät oder ketogene Ernährung. Hier sind maximal 50 Gramm Kohlenhydrate am Tag erlaubt. Zusätzlich wird ein hoher Fettkonsum angestrebt, um in die sogenannte Ketose zu gelangen. Ganz nach dem Motto: „Fett verliert man, indem man Fett isst." Aber Achtung, Fett ist nicht gleich Fett. Hier sind gesunde

Fettquellen wie Leinöl, Leinsamen, Chiasamen, Walnüsse, Mandeln, Nussmus, Avocado oder fettreiche Fischsorten zu empfehlen.

Für Lipödem-Betroffene bringt die ketogene Ernährung Vorteile, da sie Entzündungen reduziert, die Fettverbrennung fördert und den Blutzucker stabil hält. Befürworter dieser Ernährungsform schwören auch, dass sie sich durch diese extreme Kohlenhydratreduktion viel energievoller fühlen. Der Grund: Die Ketonkörper können unabhängig von Insulin in die Zelle transportiert werden und so auch bei einer Insulinresistenz der Zellen eine ausreichende Energieversorgung sicherstellen und Mangelzustände beseitigen. Das Minus ist jedoch die Alltagstauglichkeit: Denn um nicht über die 50 g Kohlenhydrate (besser weniger) zu kommen und ausreichend richtige Fettquellen zu sich zu nehmen, braucht es viel Wissen und Strategie … und einen ausgeklügelten Lifestyle. Doch hält man diesen durch, kann ein frühes Lipödem sehr gut unterdrückt werden.

Basenreich zum Wohlfühlgewicht

Damit das Wunderwerk Mensch reibungslos funktionieren kann, braucht es ein konstantes Verhältnis von Säuren und Basen im Blut. Gemessen wird dieses mit dem pH-Wert – und sollte zwischen pH 7,36 und pH 7,44 sein. Dass dieser Wert konstant gehalten wird, dafür sorgt das Regulationsteam rund um Leber, Niere und Lunge – und da das Blut niemals aus der Balance geraten darf, gibt es noch einige Puffersysteme. Doch „dank" unseres modernen Lebensstils hat dieses ausgeklügelte Regulativ ordentlich viel zu tun. Einseitige Ernährung mit vielen Konservierungsstoffen, Zucker, Alkohol, Bewegungsmangel, etc. sorgen für eine latente Übersäuerung des Organismus – und rufen die Puffersysteme auf den Plan. Um das lebenswichtige Blut zu schützen, holt der Organismus von überall neutralisierende Mineralstoffe – unter anderem auch aus dem gesamten Bindegewebe. Dadurch in der Funktionstüchtigkeit eingeschränkt, wird das Bindegewebe weniger durchlässig für Sauerstoff, Nährstoffe und Wasser und auch der Abtransport der Lymphe ist eingeschränkt. Das hat natürlich auch große Auswirkungen auf das Lipödem. Mit einer basischen Ernährung kann man nicht nur den Lymphfluss fördern, sondern auch den überflüssigen Fetteinlagerungen auf gesunde Art und Weise zu Leibe rücken. Zusätzlich zur basischen Ernährung können auch magensaftresistente Basenkapseln den

Säure-Basen-Haushalt ausbalancieren. Die basische Ernährung setzt auf viel Gemüse, Salat, Obst, Nüsse und Vollkornprodukte.

Die Darm-Diät

Dass Gesundheit im Darm beginnt, ist altbekannt – bereits in den 5000 Jahre alten Schriften ayurvedischer Heilkundiger wird der Darm als das Zentrum des Wohlbefindens beschrieben. Doch die eigentlichen Helden im Verdauungssystem sind die Bakterien, die den Darm besiedeln. Unser Darm ist fast ein Ökosystem: Das Mikrobiom (früher fälschlicherweise Darmflora genannt) ist möglicherweise ein entscheidender Stolperstein auf dem Weg zum Wunschgewicht.

Der Darm und seine Bakterien

Das Verdauungssystem eines Menschen ist das am dichtesten besiedelte Ökosystem der Erde. Auf der Darmoberfläche leben etwa 10 hoch 14 Bakterien, also 100 Billionen. Somit gibt es etwa zehnmal mehr Bakterien in unserem Darm als der gesamte Organismus eines Menschen Zellen besitzt. Und das wiederum sind tausendmal mehr Bakterien, als unsere Galaxie Sterne hat. Und das bei jedem einzelnen von uns!

Schwer sind die Winzlinge natürlich nicht – Wissenschaftlern ist es trotzdem gelungen, einzelne Bakterien zu wiegen. Je nach Art wiegt ein Bakterium zwischen 100 und 250 Femtogramm. Ein Femtogramm (fm) ist ein Millionstel eines Milliardstel Gramms, in Zahlen 0,000000000000001 Gramm. Dennoch: Würde man all unsere Darmbakterien in einen Sack stecken und abwiegen, sie hätten ein Gewicht von rund zwei Kilogramm und sind damit schwerer als die meisten unserer Organe. Daher plädieren immer mehr Darmexperten und Ganzheitsmediziner dafür, unsere Bakterien auch als eigenes Organ zu betrachten.

Einige wissenschaftliche Studien belegen nämlich, dass bei übergewichtigen Menschen bestimmte Urbakterien häufiger vorkommen als bei Normalgewichtigen. Genau wie in der Menschenwelt sind auch in der Bakterienwelt Ausgewogenheit und Artenvielfalt die beste Sache. Leider wird die Vielfalt aber durch den modernen Lebensstil empfindlich gestört. Antibiotika, Stress, falsche Ernährung, Rauchen oder Alkohol setzen der Mikrobiom ordentlich zu. Die guten Bakterien ziehen von dannen, und überlassen das Feld den „miesen“ Bakterien, die sich unter diesen Umständen immer intensiver vermehren können. Und das hat natürlich Konsequenzen: Blähungen, eine gestörte Verdauung, Gewichtszunahme, Konzentrationsstörungen, Antriebslosigkeit und ein schwaches Immunsystem sind dabei nur der Anfang. Natürlich wird durch diese Dysbalance der gesamte Magen-Darm-Bereich chronisch gereizt – und dadurch kommt es zu einer vermehrten Produktion von Lymphe.

Die Darm-Diät setzt auf zwei Stützpfeiler: Einerseits auf eine kohlenhydratreduzierte Ernährung ohne Zucker, weißes Mehl & Co. Auf der anderen Seite auf den Aufbau der Bakterienvielfalt im Darm. Nach klinischen Erfahrungen sind bei einer hoch dosierten Probiotikagabe mit mehrstämmigen Produkten bereits innerhalb von vier Wochen die ersten positiven Veränderungen zu bemerken: eine bessere Verdauung, die Reduktion des Gewichts und vor allem auch eine spürbar höhere psychische Belastbarkeit.

Intervallfasten

Das Intervallfasten kann mit praktisch allen Ernährungsformen durchgeführt werden und hat sich als guter Kooperationspartner für viele Diäten erwiesen. Dabei sollen bis zu 16 Stunden Essenspause gehalten werden. Was auf den ersten Blick schwierig scheint, ist mit ein wenig Gewöhnungszeit relativ einfach durchzustehen. Über einige Stunden nichts zu essen, fördert nachweislich die Zellverjüngung. Die sogenannte Autophagie sorgt dann für die Selbstreinigung und Regeneration der Zellen. Die Forschungen dazu wurden 2016 sogar mit dem Medizinnobelpreis ausgezeichnet. Fälschlicherweise wird oft angenommen, dass alleine das Intervallfasten für einen Abnehmerfolg ausreicht. Dem ist nicht so: Auch hier gilt, die Kalorienzufuhr muss immer geringer als der Kalorienverbrauch sein.

Mit der idealen Kombination zum Erfolg

In Sachen Diät führen also einige Wege zum Erfolg. Für welche Diätform Sie sich auch immer entscheiden: Bei einem Lipödem sind komplexe physikalische Entstauungstherapien, eine Ernährungsumstellung und ausreichend Sport und Bewegung unerlässlich für den Erfolg. Hier gilt definitiv der Grundsatz: Mehr wirkt auch mehr. Nur eine Diät ist bei einem Lipödem einfach zu wenig (siehe auch Seiten 62–63) und zeigt meist keinerlei Erfolge. Auch umgekehrt werden entstauende Therapien ohne Bewegung und Gewichtsmanagement höchstens kurzfristig kleine Erfolge zeigen. Und noch eine schlechte Nachricht: Dieses Management muss zum Lifestyle werden und das ganze Leben passieren. Denn das Lipödem ist zwar gut in seine Schranken zu weisen und Betroffene können durchaus mit hoher Qualität durchs Leben gehen – doch das Lipödem an sich ist nach wie vor unheilbar.

Sieben Tipps für eine gute Figur

Über spezielle Diäten hinaus ist es gut, den eigenen Lifestyle im Alltag in Richtung Gesundheit zu kontrollieren – und zu perfektionieren. Diese sieben Punkte helfen dabei, auf Dauer sein Wohlfühlgewicht zu erreichen und zu halten.

1. Keine ungesunde Fette

Essen wir zu viele ungesunde Fette, werden Entzündungen im gesamten Organismus gefördert. Meist sind diese für den Betroffenen nicht zu spüren, dennoch wird das Immunsystem dadurch geschwächt. Mittel- und langfristig erhöht diese chronische, subklinische Entzündung das Risiko für eine große Anzahl an Erkrankungen enorm, von der Arthrose bis zum Schlaganfall und von Diabetes bis hin zu Krebs. Die Entzündungen lassen zusätzlich zu den Kalorien die Rettungsringe über dem Hosenbund anwachsen. Grund dafür ist, dass unser Organismus sich in einer Art „Notstand“ befindet und daher vorsorglich Fettdepots anlegt. Und hier beginnt der Teufelskreis, denn die Fettzellen speichern nicht nur Energie, sondern produzieren ihrerseits noch zusätzlich Entzündungsbotenstoffe. Und nicht nur das: Frei nach dem Motto „Wenn man krank ist, muss man nicht gut gelaunt sein“ produziert er wenig bis kein Serotonin, und das bringt uns schlechte Laune, Antriebslosigkeit etc., was wiederum keine gute Voraussetzung für gesunde Ernährung ist.

Fett ist aber nicht gleich Fett! Es gibt jede Menge an gesunden Fetten, allen voran ungesättigte Fettsäuren. Sie sind sehr wichtig und sollten möglichst oft in den Speiseplan integriert werden. Denn sie liefern eine Unzahl an gesunden Vitalstoffen. Vor allem die Fettsäuren im Fisch, die sogenannten Omega-3-Fettsäuren, wirken entzündungshemmend. Auch Olivenöl (extra vergine) ist nicht nur gesund für Herz, Kreislauf und Co., sondern kann aktiv gegen Übergewicht ankämpfen. Studien haben gezeigt, dass Olivenöl ein Enzym im Fettgewebe blockiert, das aus überschüssigen Kohlenhydraten Fett herstellt. Aber es gibt viele weitere gute Öle und Fette, die der Figur gut- oder wenigstens nichts tun und sehr gesund sind.

2. Zucker reduzieren

Einst war Zucker ein teures Gewürz. Er wurde daher sehr sparsam verwendet. Heute ist Zucker vielfach eine Hauptingredienz, und so essen wir im Durchschnitt mehr als doppelt so viel Zucker als es die Ernährungsmedizin für gesund erachtet. Diese Mengen an „leeren Kohlenhydraten" machen nicht nur dick, sondern auch krank. Das heißt, Zuckerkarenz ist der erste Schritt zu einer guten Figur und nachhaltigen Gesundheit. Leider ist Zucker nicht nur in Süßspeisen enthalten. Auch in rund 80 Prozent der industriell gefertigten Lebensmittel ist er in ordentlichen Mengen enthalten.

Problematisch sind nicht nur die Kalorien an sich, sondern auch die Insulinausschüttung, die mit dem Zuckergenuss einhergeht. Nach einer Mahlzeit mit vielen, vor allem einfachen Kohlenhydraten steigt der Blutzuckerspiegel an. Um den Spiegel wieder auf ein normales Niveau zu bringen, schüttet der Organismus das Hormon Insulin aus und transportiert den Blutzucker in die Körperzellen. So werden die Zellen mit Energie versorgt und das Blut vom Zucker bereinigt. Je mehr Zucker gegessen wird, desto eher kommt es zu einer Insulinresistenz. Die Zellen reagieren nur noch schwach auf die Insulinausschüttung und der Blutzuckerspiegel bleibt hoch, was die Bauchspeicheldrüse dazu veranlasst, noch mehr Insulin auszuschütten. Dieser erhöhte Insulinspiegel hat dann fatale Auswirkungen auf die Fettverbrennung. Denn aufgrund der hohen Insulinwerte wähnen die Fettzellen genügend Zucker als Energielieferant im Umlauf und bauen kein Fett mehr ab, um Energie zu gewinnen.

3. Weniger und gute Kohlenhydrate

Grob eingeteilt besteht unsere Nahrung (und eigentlich alles, was lebt) aus Zuckermolekülen, Aminosäuren und Fetten. Die Zuckermoleküle können zu komplexen Ketten verknüpft werden. So schmecken sie nicht mehr süß und werden zu den sogenannten Kohlenhydraten. Die bittere Wahrheit lautet: Kohlenhydrate sind am schlussendlich nichts anderes als Zucker. Wobei man zwischen guten und schlechten, sprich einfachen und komplexen Kohlenhydraten, unterscheiden muss.

Wenn es um Gesundheit und Gewicht geht, ist Vollkorn die richtige Wahl. Die alten Ernährungspyramiden, die dazu raten, die tägliche Ernährung zu 30 Prozent aus Getreideprodukten zu bestreiten, sind mittlerweile überholt. Denn so viele Kohlenhydrate können eindeutig zu viel sein, wenn auf ein gesundes Gewicht geachtet werden soll oder muss.

4. Auf die Inhaltsstoffe achten

Es ist verlockend: Man gibt eine fixfertige Speise aus dem Karton in den Mikrowellenherd und fünf Minuten später steht eine wohlschmeckende Mahlzeit auf dem Tisch. Unserem Organismus schmeckt das allerdings weniger – und würden wir diese Mahlzeit wie ein Lebensmittelchemiker in alle ihre Bestandteile zerlegen, würden auch wir nicht zu einem dieser Fertiggerichte greifen. Denn sehr oft ist hier eine ganze „Chemiefabrik voller Lebensmittelzusätze“ enthalten: von künstlichen Aromen und Säuren bis hin zu Nitraten, Konservierungsmitteln, Weichmachern aus den Verpackungen und vielem mehr – sowie eine ganze Menge Zucker, Fett und künstliche Aromen. Umfragen zeigen, dass wir Europäer uns im Durchschnitt zu 70 bis 80 Prozent von diesen hochverarbeiteten Lebensmitteln ernähren. Diese sind für unsere Figur und dem reibungslosen Ablauf des Stoffwechsels nicht förderlich. Greifen Sie besser zu frischen Nahrungsmitteln, die möglichst unverarbeitet sind. Deren Vitamine und Spurenelemente lassen Ihren Stoffwechsel zu seiner Höchstform auflaufen und versorgen, darüber freut sich auch ihr Lymphgefäßsystem.

Ein Gläschen in Ehren?

Alkohol kann man etwas differenzierter sehen – ein Achtelliter Wein enthält neben dem Alkohol auch viele Polyphenole, also Schutzstoffe für unseren Organismus. Aber chemisch gesehen ist Alkohol eine wahre Kalorienbombe. So hat Alkohol pro Gramm sieben Kalorien – hochgerechnet liefert ein Achtelliter Rotwein etwa 100 Kilokalorien. Besonders schlimm sind die hochprozentigen Schnäpse, und der Killer jeder Diät sind Liköre und der Punsch am Weihnachtsmarkt, die neben dem Alkohol noch massenhaft Zucker enthalten.

Grundsätzlich ist Alkohol aber ein Zellgift und hemmt die Fettverbrennung und den Muskelaufbau. Das Problem ist, dass der Körper den Alkohol nicht zur Energieversorgung der Muskulatur heranziehen kann. Er wird nur in der Leber verarbeitet. Somit steht die Leber nach dem Alkoholgenuss nur noch beschränkt für andere Stoffwechselvorgänge zur Verfügung. Das betrifft auch die für den Muskelaufbau notwendige Kohlenhydrat- und Eiweißaufnahme. Schließlich entzieht Alkohol dem Körper Wasser, wodurch der Abtransport von Schadstoffen in den Muskeln erschwert wird. Die Muskelzellen werden in der Folge nicht ausreichend mit Nährstoffen versorgt.

5. Antibiotika richtig anwenden

Antibiotika sind an sich eine gute Sache, die schon sehr viele Leben gerettet haben. Doch sie machen keinen Unterschied zwischen den schlechten und guten Bakterien – sie killen bakterielle Einzeller und reduzieren somit die Vielfalt der Bakterienstämme in unserem Darm. Und das ist eine weitere Kehrseite der Antibiotika-Medaille: Sobald in unserem Darm die Schleimhaut nicht mehr mit Billionen gesunderhaltender Mitbewohner besiedelt ist, können sich gefährliche Keime und deren toxische Stoffwechselprodukte rasch vermehren – und das bringt oftmals unser ganzes System ins Wanken. Und fördert Übergewicht. Leider werden auch hierzulande Antibiotika nach wie vor sehr oft als „Allheilmittel“ angesehen. Allein in Österreich werden jährlich 45 Tonnen Antibiotika in der Humanmedizin und 55 Tonnen Antibiotika in der Tierhaltung eingesetzt. Diese erschreckenden Mengen führen dazu, dass in manchen

Städten bereits im Leitungswasser Antibiotikaspuren nachgewiesen werden können.

Natürlich sind Antibiotika wichtig bei vielerlei Erkrankungen, doch sie sollten immer nur von einem Arzt verschrieben werden und genau nach Anleitung eingenommen werden. Zusätzlich zu den Antibiotika empfiehlt es sich, mit speziellen Probiotika dic Darmbaktcricn vor den Antibiotika zu schützen.

6. Cool down – Stress schadet der Figur

Stress versetzt unseren ganzen Organismus in Panik – und dieser produziert dann das Stresshormon Cortisol. Das mag unseren steinzeitlichen Vorfahren einst das Leben gerettet haben, denn Cortisol lässt den Blutzuckerspiegel ansteigen. Dieser Energiebooster war damals sinnvoll, denn wenn es Stress gab, musste man um sein Leben rennen oder kämpfen. Heute aber haben wir Stress, wenn wir vor dem Bildschirm oder im Auto sitzen. Das heißt, der für Extremsituationen zur Verfügung gestellte Zucker fließt ungebraucht durch unseren Organismus und endet als Fettpolster auf unseren Hüften. Je mehr Stress, desto dicker werden wir – vor allem Bauchfett entsteht dadurch. Das was vor Urzeiten noch Sinn machte, wird jetzt zur Figurfalle.

Im Stressausnahmezustand „leiht“ sich das Gehirn Energie vom Darm – Ärger, Zeitdruck und Hektik verbrauchen schließlich einiges. Der Darm ist da recht kollegial und spart die Energie beim Verdauen, bei der Schleimstoffproduktion und bei der eigenen Durchblutung – was ihm letztendlich schadet. Kurzfristig wäre das kein Problem, ist der Stress allerdings von Dauer, leidet die ganze Verdauung. Die Immunzellen, die zu 80 Prozent im Darmgewebe beheimatet sind, reagieren mit Entzündungsschüben, die Darmbakterien sterben unter dieser Belastung ab, die Darm-Epithelzellen verlieren ihren Zusammenhalt. Toxische Substanzen, welche mit der Nahrung in den Darm gelangt sind, können nun leicht ins Blut übertreten. Sind sie erst einmal dort gelandet, gelangen sie auch ins Gehirn. Hier sorgen sie zuerst nur für Kopfschmerzen, bei längerer Belastung aber auch für psychische Verstimmungen bis hin zur Depression. Und wie reagiert unser Körper auf diese Situation? Mit Heißhungerattacken und der Lust auf Süßes!

Versuchen Sie also, den Stress in Ihrem Leben zu minimieren. Was dabei hilft, ist eine individuelle Sache. Auf alle Fälle gilt: Kümmern Sie sich um sich selbst, und nehmen Sie Termine für Auszeiten, Ihre persönliche Me-Time, genauso ernst wie Sitzungen und arbeitstechnische Deadlines.

7. Guter Schlaf für eine gute Figur

Auch andauernder Schlafmangel steigert das Risiko, Verdauungsprobleme zu bekommen und übergewichtig zu werden. Eine 2013 durchgeführte Studie der US-amerikanischen *National Academy of Sciences* hat gezeigt, dass vor allem Frauen auf Schlafmangel reagieren. Fakt ist, dass das Hormon Leptin, welches das Gefühl von Sättigung vermittelt, bei Schlafentzug oder bei ständig zu kurzer Schlafdauer in geringerem Maß ausgeschüttet wird – und im Gegenzug der im Darm gebildete Appetitmacher Ghrelin aktiviert wird. Sorgen Sie daher immer für ausreichend Schlaf und vor allem für eine entsprechende Schlaftiefe. Das ausreichende Vorhandensein des Glückshormons Serotonin und des daraus gebildeten Melatonins unterstützt diese. So verliert man tatsächlich Gewicht im Schlaf und ohne große Anstrengung.

Ödeme mit einfachen mechanischen Mitteln reduzieren

Es gibt auch noch einige weitere Methoden und Hausmittel abseits gesunder Ernährung und Bewegung, um die Ödeme zu reduzieren und das Fettgewebe zu minimieren – diese Methoden können sehr einfach in den Alltag integriert werden.

Hochlagern

Das Hochlagern der Beine zählt zu den einfachsten und effektivsten Methoden, um die Beine zu entstauen und die Venen zu entlasten. Durch die Hochlagerung wird unter Ausnutzung der Schwerkraft der venösen Rückfluss gestärkt. Dadurch wird auch der venöse Kapillardruck gesenkt, was den Rückfluss der Flüssigkeit aus dem Gewebe fördert. Wichtig beim Hochlagern ist, dass die Beine höher als das Herz zu liegen kommen.

Tipp: Legen Sie in der Mittagspause Ihre Beine hoch, z.B. auf einen Stuhl im Büro oder zur Not auf den Schreibtisch und führen Sie diese Angewohnheit auch abends zu Hause, z.B. beim Fernsehen, fort.

Auch in der Nacht kann ein leichtes Hochlagern der Beine und Arme für deutliche Erleichterung und weniger Schmerzen sorgen. Dazu gibt es unterschiedliche Konzepte, viele Frauen schwören auf ein Seitenschläferkissen oder ein Stillkissen für die Beine.

Mit Kälte gegen Fett

Kühlen ist eine bekannte Maßnahme gegen Schwellungen. So auch bei Lipödem bedingten Ödemen. Wenn die Beine nach einem langen Tag schmerzen, kann beim Hochlagern der Beine zusätzlich ein Coolpack das Abschwellen unterstützen. Positiver Nebeneffekt: Durch die Verringerung der Nervenleitgeschwindigkeit wirkt Kälte auch schmerzlindernd. Es gibt auch spezielle Kältesprays oder Kältegels, die auch unterwegs für rasche Erleichterung sorgen können.

Es gibt auch medizinische Ganz- oder Teilkörper-Kältetherapien, die sogenannte Kryotherapie. Sie wird lokal oder auch in Eiskammern durchgeführt. In einer Pilotstudie konnte gezeigt werden, dass speziell die lokale Kaltlufttherapie mit Temperaturen zwischen –30 und –40° C Besserung erzielt. Unangenehme Hitzegefühle klangen regelmäßig ab, alle Patientinnen fanden die Kälte angenehm. Allerdings kam es nur an Tagen, an denen zusätzlich zur komplexen physikalischen Entstauungstherapie eine Kaltlufttherapie angewandt wurde, wirklich zu einer messbaren Volumenreduktion der erkrankten Extremität.

Richtig kalt wird es in den Kältekammer, dort herrschen Temperaturen zwischen –60° bis –110° C. Man unterscheidet Kurzzeitanwendungen von wenigen Sekunden bis einigen Minuten und Langzeitanwendungen, die länger als zehn Minuten dauern. Diese extremen Temperaturen trainieren die Gefäße und den venoarteriellen Reflex. Achtung: Nicht zu verwechseln mit der medizinischen Kryotherapie sind hingegen die nur an einzelnen Zonen angewandte „Kryolipolyse“, wo bei lokaler Anwendung versprochen wird, Fett einfach „wegzuschmelzen“.

Mit Energie aus der Dusche

Auch Wechselduschen sind super Trainingspartner für die Gefäße. Das abwechselnde Weiten und Verengen der Blutgefäße hat verschiedene Auswirkungen auf den Körper: Wechselduschen wirken positiv auf Immunsystem, Stoffwechsel, Kreislauf, Wärmeregulierung, das Herz und unsere Laune. Wichtig ist es allerdings – und das nicht nur bei Lipödem – das es richtig gemacht wird. Am besten werden die Wechselduschen täglich morgens angewendet. Auch wenn das kalte Wasser anfangs große Überwindung kostet, nach einer Zeit haben sich sogar „Fröstlerinnen“ daran gewöhnt und konnten nicht mehr ohne dieses morgendliche Ritual. Wechselduschen beginnt mit der angenehm warmen bis heißen Dusche. Dann stellt man das Wasser auf kühl bis kalt, am besten auf Strahl umstellen und mit den Füßen beginnen: Am rechten Fuß außen anfangen (die am weitesten entfernteste Stelle vom Herz) und dann rechts außen bis zur Hüfte abduschen. Danach von dort auf die Innenseite des Oberschenkels wechseln und wieder zurück zum Fuß strahlen. Anschließend am linken Bein entsprechend durchführen.

Danach wechselt man wieder auf das warme Wasser. Die zweite Runde gilt den Armen. Mit kaltem Wasser am rechten Handrücken beginnen und bis zur Schulter strahlen und an der Achsel am Innenarm entlang wieder bis zur Handfläche kühlen. Dann kommt wieder das warme Wasser.

Profis machen Beine und Arme in einem Durchgang. Auf alle Fälle sollten Beine und Arme jeweils mindestens zweimal mit kaltem Wasser gekühlt werden – dreimal wäre noch besser. Ganz wichtig ist: Eine Wechseldusche muss mit dem kalten Wasser aufhören.

Trockenbürsten vor der Dusche

Vor dem Duschen kann eine Massage mit einer Bürste zusätzliche Stimulation bieten. Vor allem an Wochenenden kann man das zusätzlich einbauen. Durch das Trockenbürsten wird die Haut nicht nur gepeelt, sondern bei richtiger und regelmäßiger Anwendung auch die Durchblutung und damit der Zellstoffwechsel und das Lymphsystem angeregt. Bei Hautveränderungen und bei entzündeten Stellen ist das Trockenbürsten allerdings nicht anzuraten.

Auf alle Fälle gilt: Nicht stark reiben oder scheuern und nicht einfach hin und her bürsten. Die Haut sollte sich nicht rot werden, sondern nur einen leichten Rosaton bekommen. Wichtig ist es, eine sanfte Naturbürste zu verwenden und diese nach der Verwendung immer gut zu reinigen und trocknen zu lassen. Für den Rücken verwenden Sie am besten eine weitere Bürstc mit langem Stiel. Für effektives Trockenbürsten braucht es etwa 10 Minuten. Und so geht es:

- Auch beim Trockenbürsten beginnt man am rechten Fußrücken und bürstet mit langen, streichenden Bewegungen von unten nach oben. Langsam den gesamten Fuß über die Beinvorderseite, die Rückseite sowie die Außen- dann Innenseiten der Unterschenkel und Oberschenkel nach oben streichen. Nicht auf die rechte Pohälfte vergessen.
- Dann wird das linke Bein plus Pohälfte genauso bearbeitet.
- Dann kommen nach dem gleichen Prinzip die Arme dran. Rechts beginnen, von unten nach oben. Diesmal auch die Achselhöhlen und Schultern nicht vergessen.
- Im Anschluss mit eher kreisenden Bewegungen den Bauch und den Brustbereich massieren. Die Brustwarzen sollten ausgespart werden.

Zum Schluss auf die langstielige Bürste wechseln und den Rücken mit kreisenden Bewegungen massieren.

Auch Sauna darf sein

Die Hitze in Sauna und Infrarotkabinen weitet wie erwähnt die Blutgefäße und macht sie noch durchlässiger. Das ist bei einem Lipödem eher von Nachteil. Daher lauten die meisten Empfehlungen auf diese Hitze, Sonnenbäder an heißen Tage oder Solarien zu verzichten. Aber natürlich will frau dennoch manchmal auch wohltuende Wärme spüren. Wenn schon Sauna, dann auf alle Fälle danach für Gefäßtraining in Form von kalten Kneippgüssen, Tauchbecken oder Duschen sorgen. Im Ruheraum danach die Beine hochlagern und wenn möglich mit Coolpacks weiterhin kühlen. Doch auch mit diesen Maßnahmen ist Selbstverantwortung gefragt: Kommt es nach dem Saunabesuch vermehrt zu Schmerzen, Kribbeln oder sonstigen Änderungen, dann bitte auf weitere Saunagänge verzichten.

Exkurs: Diuretika – Warum Entwässerungstabletten Unfug sind

Hände weg von sogenannten Entwässerungstabletten! Bei einem Lipödem besteht ein Flüssigkeitsmangel in den Blutgefäßen, da ja viel Wasser gemeinsam mit Eiweißen in das Bindegewebe strömt. Das Eiweiß hält das Wasser dann durch den „Schwammeffekt" gebunden und so entstehen die Schwellungen.

Durch die Entwässerungstabletten wird der Flüssigkeitsmangel in den Blutgefäßen noch verstärkt. Kurzfristig kommt es zu scheinbaren Verbesserungen, aber langfristig versucht der Körper den Wassermangel zu bekämpfen, indem er die Ausscheidung vermindert und ein wassersparendes Hormon (Aldosteron) produziert. So wird das Blut regelrecht verdickt – und schon nach kurzer Zeit werden nicht nur die Beschwerden ärger, sondern es entsteht auch ein Kaliummangel. Kalium ist für Herz, Muskeln und Nerven enorm wichtig – ein Mangel zeigt sich in Form von Zittern, Verstopfung, Muskellähmungen und Herzrhythmusstörungen. Nicht nur das: Wenn die Entwässerungstabletten dann zu schnell abgesetzt werden, kommt es sofort zu enormen Wassereinlagerungen. Meist gepaart mit Atemnot und Beklemmungsgefühlen.

Allenfalls kann bei extremer Schwellneigung ein Diuretikum kurzfristig – d. h. wenige Tage – als begleitende Maßnahme zur manuellen Lymphdrainage (MLD) und Kompressionstherapie eingesetzt werden. In Ausnahmefällen (lange Autofahrten, schwül-warmes Wetter, etc.) kann es als Entlastung auch einmalig eingenommen werden – wenn überhaupt. Aber jede Einnahme eines Diuretikum ist mit einem Arzt zu besprechen – bitte keine Selbstbehandlungen.

Es gibt aber ein paar ganz natürliche Tricks, um Wassereinlagerungen zu bekämpfen. Natürlich darf man sich von diesen Hausmitteln keine großen Wunder erhoffen, doch ein wenig Erleichterung können diese durchaus bringen:

- **Kaliumreiche Lebensmittel wirken entwässernd.** Kaliumreiche Lebensmittel helfen gegen Schwellungen. Kaliumreich sind u. a.: Bananen, Melonen, Kartoffeln, Avocado, Quinoa, alle Kohlsorten, Tomaten, Löwenzahn, Sellerie, Kürbis, Himbeeren, Karotten, Fenchel, etc.
- **Setzen Sie auf den gesunden Apfelessig.** Apfelessig kann bei Wassereinlagerungen im Bindegewebe helfen. Er ist reich an Kalium, wirkt entzündungshemmend und verringert so Schmerzen und Schwellungen in Beinen, Armen und Co. Am besten zweimal täglich ein bis zwei Teelöffel rohen, naturtrüben Bio-Apfelessig mit Wasser verdünnt trinken.
- **Kräutertees gegen Schwellungen.** Es gibt auch einige Kräuter-Heiltees mit entwässernder und harntreibender Wirkung. Die besten Heilkräfte haben Brennnessel, Pfefferminz, Birkenblätter, Schachtelhalm, Löwenzahn, Petersilie und Wacholder – und auch grüner Tee.
- **Mit Wasser gegen Wasser.** Wasser trinken, um Wasser aus dem Gewebe zu schwemmen? Hilft wirklich! Der Körper reagiert auf Wassermangel mit Einlagerungen. Um also die Schwellungen in den Beinen schnell wieder los zu werden, sollte man auf eine ausreichende Flüssigkeitszufuhr achten

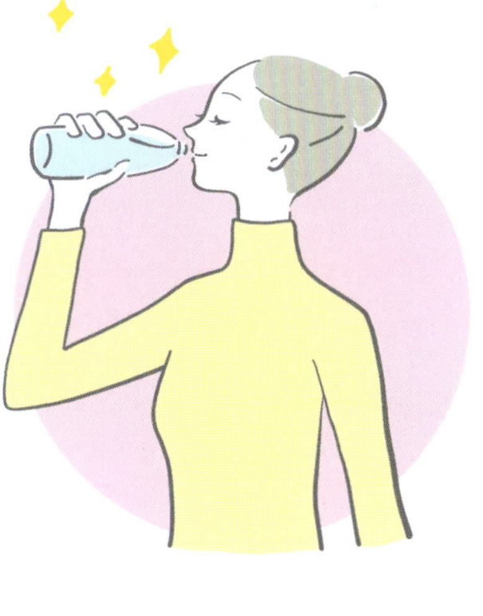

Effektiv gegen das Lipödem – die Liposuktion

Ein Lipödem ist eine chronische Erkrankung, kann also nicht geheilt werden. Das ist derzeit leider ein unumstößlicher Fakt. Doch die moderne Medizin kennt Mittel und Wege, der *Lipohyperplasia dolorosa* Einhalt zu gebieten und so weit zu reduzieren, dass sie kaum noch Probleme bereitet. Mit der Liposuktion oder Fettabsaugung lässt sich das Fettgewebe auf ein normales Maß reduzieren. Je nach Stadium des Lipödems sind dafür manchmal mehrere Eingriffe nötig. Das Lipödem an sich ist dann zwar nicht verschwunden oder geheilt, aber für die Betroffenen ist wieder ein vollkommen normales Leben möglich. Die gute Nachricht: Durch die operative Reduktion der Fettansammlungen gehen die Schmerzen und Druckempfindlichkeit meist vollständig zurück oder bessern sich auf ein erträgliches Maß. Aber nicht nur das: Mehr als zwei Drittel der Betroffenen – welche vorher sowohl manuelle Lymphdrainagen als auch Kompressionsstrümpfe benötigten – können selbst viele Jahre nach der Liposuktion gänzlich darauf verzichten. Zu guter Letzt reduziert sich auch die Ödem- und Hämatomneigung nach einer Fettabsaugung teilweise signifikant. Auch wenn manche Ärzte und Medien die Fettabsaugung oftmals als „unnötig" abstempeln: Im Moment gibt es keine andere Therapiemethode, mit auch nur annähernd so gute und dauerhafte Ergebnisse erzielt werden können.

Die Fettabsaugung ist weltweit eine der häufigsten Operation der plastisch-ästhetischen Chirurgie. Im Jahr 2018 zählte die *International Society of Aesthetic Plastic Surgery* (ISAPS) weltweit rund 23,3 Millionen Schönheitsbehandlungen – knapp die Hälfte davon chirurgische Eingriffe. Dabei war die Fettabsaugung mit rund 1,7 Millionen Eingriffen – nach der Brustvergrößerung – der zweitbeliebteste Eingriff. Obwohl die Eingriffe der plastisch-ästhetischen Chirurgie an sich nur selten medizinisch indiziert sind, ist die Liposuktion die einzige Möglichkeit, ein Lipödem – und die damit verbundenen gesundheitlichen Einschränkungen – nachhaltig gut zu behandeln.

Per Definition ist die Liposuktion die operative Absaugung von umschriebenen Fettgewebsansammlungen durch selektive Entfernung der Fettzellen (medizinisch „Adipozyten") mithilfe von stabilen Hohlraumkanülen. Die aktuellen Absaugkanülen sind im Außendurchmesser nur noch 1,5 mm bis 4 mm zart und besitzen eine unterschiedlich große Anzahl von kleinen Löchern am vorderen, stumpfen Ende. Ziel des Eingriffs ist die Absaugung von möglichst reinem Fettgewebe. Bindegewebe, Lymph- und Blutgefäße sowie Hautnerven bleiben dabei so weit wie möglich verschont.

Das primäre Ziel der bei einem Lipödem indizierten Fettabsaugung ist die dauerhafte Entfernung des schmerzhaften Fetts, was eine „Heilung" der *Lipohyperplasia dolorosa* bedeutet: mit dauerhafter Schmerzfreiheit, ausbalanciertem Lymphfluss und die nachhaltige Formverbesserung an Beinen und Armen. Die lebenslang durchzuführende Lymphmassage und Kompressionstherapie sind in der Regel nach Abschluss der Wundheilung nicht mehr nötig, wenn auch in den Wochen direkt nach dem Eingriff dringend noch einzuhalten. Bei allen Patientinnen kann direkt nach dem Eingriff eine Besserung der Körperform beobachtet werden, allerdings dauert es etwas drei bis sechs Monate, bis die meisten Schwellungen zurückgegangen sind. Das endgültige postoperative Ergebnis wird nach etwa zwölf Monaten beurteilt.

Ein wichtiger Aspekt, der nicht häufig genug betont werden kann, ist: Eine Fettabsaugung ist kein Freibrief zum unbegrenzten Naschen oder dem Genuss von Fast Food. Die Entfernung von oft 1,5 bis manchmal sogar sieben oder acht Litern reinem Fett pro Eingriff schützt nicht vor dem neuerlichen Zunehmen. Der gesunde Lifestyle muss nach dem Eingriff unbedingt beibehalten werden. Dann kann man, wie die Zahlen aus verschiedenen Untersuchungen belegen, von einer Heilungsrate von 96 Prozent ausgehen. Diese OP bietet also die Chance, das Rad der Zeit zurückzudrehen und die störenden und schmerzenden Stellen zu eliminieren. Damit der Erfolg von Dauer ist und Sie sich die schlankere Silhouette und das neu gewonnene Lebensgefühl erhalten, muss ein diszipliniertes Ernährungs- und Bewegungsprogramm lebenslang durchgeführt werden. Wenn nicht, nehmen Sie zwar wieder an Gewicht zu, aber nur in 4 Prozent der Fälle ist dies dann wieder mit Schmerzen verbunden.

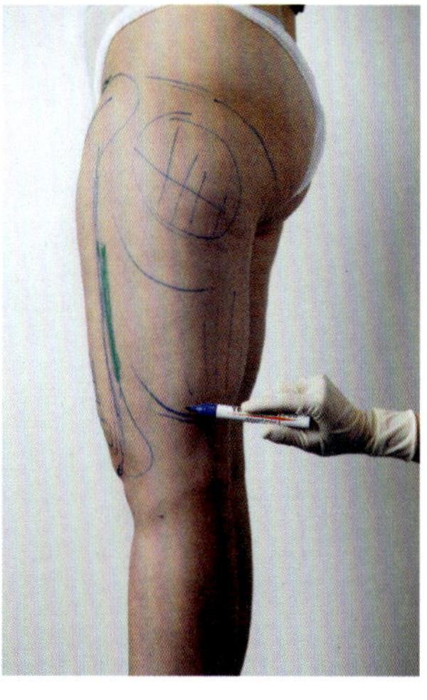

Es war einmal das Fett … ein Blick in die Geschichte der Liposuktion

Ähnlich wie das Lipödem selbst ist auch die Fettabsaugung keine Erfindung der Neuzeit, sondern wurde wohl schon seit knapp 800 Jahren versucht. Einer der frühesten Aufzeichnungen ist in der Chronik von Petersberg angeführt, die aus dem Jahre 1230 stammt. Sie erzählt von dem fettleibigen Markgraf Dedo III, der von 1144 bis 1190 Graf von Groitzsch, Herr von Rochlitz und Markgraf in Lausitz war. Er trug den Beinamen der Feiste – und wollte sich für seine Teilnahme am Romzug und den Feldzug gegen das Königreich Sizilien „Fett aus dem Leibe schneiden lassen“ – er verstarb allerdings am 16. August 1190 an den Folgen dieser operativen Fettentfernung.

Der erste dokumentierte Fall der Neuzeit fand Anfang des 20. Jahrhunderts statt. 1921 versuchte der Franzose Charles Dujarrier, bei einer Pariser Tänzerin einen Fettwulst an Knie und Wade zu entfernen. Leider verletzte er eine Arterie und das Bein musste abgenommen werden. Dennoch wurden danach immer wieder mehr oder weniger erfolgreiche Versuche gestartet, störendes Fett abzuschaben oder abzuschneiden. Erst 1964 begann der deutsche Chirurg Josef Schrudde erstmals seine OP-Instrumente mit einer Absaugfunktion zu kombinieren. Diese Vorrichtung wurde Anfang der 1970er-Jahre von den Schweizer Chirurgen Ulrich Kesselring und Victor Meyer verbessert und schließlich von den Italienern Arpad und Giorgio Fischer (Vater und Sohn) durch eine motorisierte Saugkanüle erweitert. Obwohl es damit zu teilweise schweren Komplikationen kam, gelten die beiden nach wie vor als die „Väter der modernen Fettabsaugung“.

Der erste Durchbruch gelang 1982 dem Franzosen Yves Gerárd Illouz, der die scharfe (und gefährliche) Kanüle durch eine stumpfe Kürette ersetzte und vor dem Eingriff größere Mengen an Flüssigkeit unter die Haut einführte (Wet-Technique). Seine erste Publikation aus dem Jahr 1983 beschrieb bereits 3000 erfolgreiche Fälle. Der vielleicht wichtigste Durchbruch gelang dem US-Dermatologen und Pharmakologen Jeffrey A. Klein mit der sogenannten Tumeszenz-Technik – die als Tumeszenz-Fettabsaugung mit Lokalanästhesie (TLA) heute noch üblich ist. 1987 beschrieb er erstmals im *Journal of Cosmetic Surgery* die Methode der lokalen Betäubung, die ursprünglich zur Erleichterung der Absaugung von subkutanem Fettgewebe gedacht war.

Die unterschiedlichen Methoden der Fettabsaugung

Seither wurde die Technik immer weiter verfeinert und verbessert, die Grundidee blieb immer die Gleiche. Eine Absaugkanüle mit seitlicher Öffnung wird durch kleine „Zugänge“ – kleine Hautschnitte – in das Fettgewebe geschoben. Durch Vor- und Rückbewegungen werden damit kleine Fettgewebebröckchen gelöst. Dieses Fett wird durch den Unterdruck, der an die Kanüle angelegt wurde, angesaugt und durch diese abtransportiert. Diese konventionelle Methode wurde bis etwa Ende der 1980er-Jahre unter Vollnarkose durchgeführt. Im nächsten Schritt wurde diese Technik durch die sogenannte Infiltration verbessert. Dabei wird vor der Absaugung Flüssigkeit in die betreffende Region gepumpt, um das Gewebe quasi aufzulockern und dadurch das Herauslösen der Fettzellen aus dem Gewebeverband zu erleichtern. Mit der von Klein entwickelten Tumeszenz-Technik wurde diesem Infiltrat ein Lokalanästhetikum (ein lokales Betäubungsmittel) hinzugefügt. Das Wort „Tumeszenz” bedeutet „feste Anschwellung”. Bei dieser Methode wird eine so große Menge an verdünntem Lidocain (Lokalanästhetikum) und Medikamenten in das subkutane Fettgewebe injiziert, sodass das betroffene Gewebe anschwillt und fest wird (Tumeszenz). Bei der Tumeszenz-Methode werden große Teile des subkutanen Fettgewebes lokal betäubt, was die Liposuktion nun unter Lokalanästhesie erlaubt – und eine Vollnarkose oder tiefen Dämmerschlaf (Sedierung) nicht mehr nötig macht.

Aus dieser Grundtechnik haben sich im Laufe der Jahre die unterschiedlichsten Methoden ent- und weiterwickelt. Im Moment ist die vibrationsassistierte Liposuktion die modernste und effektivste Methode. Diese wurde zur Jahrtausendwende vom belgischen Chirurgen Jean Malakh entwickelt. Hierbei werden die Vor- und Rückbewegungen der Kanüle von einem luftdruckbetriebenen Gerät exakt ausgeführt. Der Operateur hat lediglich die Aufgabe, die Kanülenspitze behutsam in die Regionen vorzuschieben, die abgesaugt werden, der Rest wird von dem Gerät selbstständig erledigt. Eine Weiterentwicklung dieser Methode ist die sogenannte *Power-Assisted Liposuction* (PAL), die auch in meinem Praxisalltag die besten Ergebnisse liefert und am effektivsten hartnäckiges Fett entfernt. Das Wesen dieser Methode ist, dass die dünnen beschichteten Kanülen, die für die Fettabsaugung verwendet werden, eine Dreiwege-Schwingungsbewegung haben: auf- und abwärts, vorwärts und oval. Der exakte Schwingungsabstand ermöglicht eine schonende und präzise Arbeit, was das Risiko von blau-grünen Flecken reduziert und die Erholung beschleunigt. Die für mich aber wahrscheinlich wichtigste Weiterentwicklung des PAL-Geräts war sicher die Einführung von Einmalkanülen in Topqualität, mit welchen das Infektionsrisiko bei mangelnder Sterilisation ausgeschaltet werden konnte.

Wichtige Fragen rund um die Liposuktion

Was unterscheidet eine „normale" Fettabsaugung von einer „Lipödem-Fettabsaugung?

Zu Beginn der ambulanten Fettabsaugung Ende der 1990er-Jahre sprach noch kein Kollege von der Diagnose Lipödem. Wir veranstalteten damals kleine Treffen und tauschten uns mit nationalen und internationalen Kollegen aus. Hier wurden Grundsatzfragen diskutiert: Wieviel Lokalanästhesie haben wir eingespritzt? Wieviel Fett abgesaugt (damals lag die oberste Grenze noch bei rund 1 bis 1,5 Litern)? Wer hat Erfahrungen mit unterschiedlichen Körperregionen? Doch nach einigen Jahren traten neue Aspekte in unseren kleinen Diskussionsrunden hervor: Erstmals fiel der Name einer auch für uns damals unbekannten Erkrankung *Lipohyperplasia dolorosa*, durch unserem deutschen Kollegen und Freund Prof. Manuel Cornely. Damit erweiterte sich das Einsatzgebiet mit einem Schlag: Nicht nur mehr Bauch, Taille oder „Reiterhosen" wurden entfernt. Im Fokus stand plötzlich die Fettabsaugung in bisher kaum diskutierten Regionen: Waden, Knie, Oberschenkel oder auch den Armen. Schnell wurde die Wichtigkeit der Lymphbahnen bei dieser Erkrankung erkannt und die Methode der Fettabsaugung musste adaptiert werden.

Bei dieser neuen „lymphschonenden Liposuktion" werden die Fettpolster achsengerecht abgesaugt, um das Gleichgewicht zwischen Lymphproduktion und Lymphabtransport wiederherzustellen. Grundvoraussetzung für ein positives Resultat ist die Verwendung der Vibrationskanülen (PAL-System) und der Lokalanästhesie, die das schonendste Verfahren darstellt. Diese gestaltet sich zwar zeitlich etwas aufwendiger, aber das Gewebe wird optimal auf den Eingriff vorbereitet. Durch die TLA-Lösung wird das Fettgewebe nämlich bereits homogen aufgeweicht und die Zellverbände werden in gewissem Umfang schon voneinander gelöst. So kann das Fettgewebe sehr schonend abgesaugt werden. In der Regel sind, je nach Ausprägungsgrad des Lipödems, zwei bis drei Operationen im Abstand von etwa vier Wochen notwendig (z. B. zwei Operationen an den Beinen, eine an den Armen). Der Operationsplan wird für jede Patientin individuell angepasst, um das bestmögliche Ergebnis bei geringster körperlicher Belastung zu erlangen.

Werden die Kosten für eine Liposuktion übernommen?

In erster Linie hängt es von Ihrer gesetzlichen Krankenversicherung ab, ob sie die Diagnose anerkennt und wie viel von den Kosten einer konservativen oder operativen Therapie übernommen werden. Darum wenden sich die Patientinnen, die eine Liposuktion beantragen, mit Befunden und Kostenvoranschlag an ihre Krankenkasse mit der Bitte um Kostenübernahme. In der Regel werden sie dann von einem Chefarzt begutachtet oder zu Vertragsärzten weitergeschickt. Wenn diese dann die Diagnose ablehnen, heißt es weiterkämpfen oder den Eingriff komplett privat zu bezahlen und sich für die Operation Urlaub zu nehmen. Viele Patientinnen wenden sich beim Vorgehen gegen die gesetzliche Krankenversicherung an Selbsthilfegruppen. Die Experten dort sind auf dem neuesten Stand und können Sie am besten unterstützen.

Im Falle einer positiven Beurteilung durch den Chefarzt bzw. die Vertragsärzte können Sie sich freuen. Dann müssen Sie nur noch eine wichtige Entscheidung für sich selbst treffen: Möchte ich mich im Krankenhaus operieren lassen? Wie waren die Aufklärung und Betreuung dort und wie oft bzw. von wem wird der Eingriff durchgeführt? Fühlen Sie sich dort wohl, können sie mit der Bewilligung den Eingriff dort durchführen lassen.

Entscheiden Sie sich für einen ambulanten Eingriff bei Ihrem Wahlarzt, erhalten Sie nach der Operation einen Teil, den sogenannten „ambulanten Tagessatz“, von Ihrer Versicherung rückerstattet. Manche Versicherungen zeigen sich großzügig und übernehmen einen großen Teil der OP-Kosten inklusive der Blutbefunde vor dem Eingriff, Verbandsmaterial und Medikamente, andere leider nur einen geringeren Anteil. Jedenfalls steht Ihnen postoperativ Krankenstand zu. Einen weiteren Vorteil, den viele Patientinnen nützen, ist die Tatsache, dass die Eingriffe bei der Steuererklärung unter Umständen als „außergewöhnliche Belastung“ geltend gemacht werden können. Fragen Sie hierzu am besten einen Steuerberater.

Vorbereitung und Durchführung

Eine Liposuktion ist ein chirurgischer Eingriff, wenn auch ein minimal invasiver. Die Angst vor Komplikationen ist daher an sich vollkommen begründet. Der Prozentsatz der Komplikationen hängt allerdings entscheidend von der Art der gewählten Operationsmethode, dem Anästhesieverfahren und der korrekten Planung und Durchführung durch einen erfahrenen Operateur ab. Doch auch Ärzte sind keine Alleskönner – vergewissern Sie sich daher immer, ob der Mediziner auch Erfahrung bei Liposuktionen hat. Gegebenenfalls können auch Lipödem-Selbsthilfegruppen bei der Suche nach einem erfahrenen Spezialisten helfen.

Allen Eingriffen muss ein ausführliches persönliches Beratungsgespräch vorausgehen. Sie werden dabei über die Methode, das operative Vorgehen, die Risiken und möglichen Komplikationen sowie über das zu erwartende Ergebnis genau aufgeklärt. Zudem muss der Arzt im Rahmen dieses Gesprächs auch Ihre Krankengeschichte erfragen und genau aufzeichnen. Hier sind nicht nur alle Vorerkrankungen und Operationen relevant, sondern auch Medikamenteneinnahme, bekannte Allergien, etc. All das ist besonders wichtig und nur so kann die Operation perfekt geplant werden. Scheuen Sie sich nicht, nachzufragen. Es ist wichtig, dass sich Ihr Arzt ein komplettes Bild von Ihnen machen kann und dass Sie jeden Schritt verstehen und nachvollziehen können. All diese Informationen bekommen Sie nicht nur mündlich, sondern sie stehen auch in den Aufklärungsbögen. Diese standardisierten Operationsaufklärungsbögen werden in der Regel bei allen chirurgischen Eingriffen verwendet.

Checkliste: Die richtige Vorbereitung bei ambulanten Eingriffen in Tumeszenz-Lokalanästhesie

Haben Sie sich zu dem Eingriff entschlossen, gilt es, noch ein paar Vorbereitungen zu treffen:

Urlaub oder Krankenstand? Wenn Ihre Operation von der Krankenkasse bewilligt wurde, steht Ihnen Krankenstand zu. Ist dies nicht der Fall, müssen Sie sich nach dem Eingriff Urlaub nehmen. Im Normalfall werden Sie sich in Ihrer Befindlichkeit und Beweglichkeit nach dem Eingriff kaum beeinträchtigt fühlen. Dennoch sollten Sie sich in der ersten Woche nach dem Eingriff schonen und eine Woche Krankenstand oder eben Urlaub einplanen. Leichte Tätigkeiten im Haushalt, Spaziergänge oder Ähnliches können und sollen Sie ab dem zweiten oder dritten postoperativen Tag ohne Probleme durchführen.

Voruntersuchungen. Welche Voruntersuchungen Sie vor dem Eingriff benötigen, hängt von Ihrem Gesundheitszustand ab. In der Regel benötigen wir bei gesunden Patientinnen vor einem ambulanten Eingriff in reiner Lokalanästhesie nur ein aktuelles Blutbild. Können diverse Fragen bei der Beratung nicht geklärt werden, wird Ihr Operateur Sie gegebenenfalls zu einem Spezialisten schicken.

Das richtige Verbandsmaterial. Da in den Tagen nach dem Eingriff noch TLA-Lösung ausläuft (siehe auch Seite 114 ff.), sind saugende Unterlagen für das Bett und Bandagen eine wichtige Investition. Es gibt verschiedene Marken und Größen, und eine Beratung im Sanitätshaus oder Recherchen im Internet helfen hier, günstige Produkte zu finden. Viele Operateure geben das Verbandsmaterial auch zum Selbstkostenpreis weiter. Wenn Ihre Krankenversicherung den Eingriff bewilligt hat, kann das Verbandsmaterial teilweise auch über Verordnungen zum Selbstkostenpreis besorgt werden.

Kurzzugbinden. Da die Figur sofort nach der Liposuktion schlanker ist, haben die meisten Patientinnen mit falscher, sprich zu großer Kompressionswäsche zu kämpfen. Auch bei der besten Vorbereitung sind passende Kompressionshosen oder Jacken im Vorhinein meist unmöglich richtig anzupassen. Daher sind für die ersten postoperativen Tage sogenannte Kurzzugbinden anzuraten. Mit diesen gelingt eine perfekte Kompression vom ersten Tag an. Erst ab dem etwa fünften Tag ist es ratsam, auf eine Kompressionshose bzw. -jacke umzusteigen. Hier ist Konsequenz wichtig, damit nach dem Eingriff mögliche Schwellungen reduziert werden. Wie lange eine Kompression getragen werden soll, wird individuell entschieden. Meinen Erfahrungen nach ist es allerdings mindestens vier bis sechs Wochen notwendig.

Rechtzeitig Termine vereinbaren. In den Wochen nach dem Eingriff sollten Sie eine intensive konservative manuelle Lymphdrainage unbedingt noch weiterführen, anzuraten ist ein- bis zweimal die Woche. Beginnen sollten Sie – nach Absprache mit Ihrem Arzt – etwa sieben Tage nach dem Eingriff. Richtig ausgeführt können mögliche Schwellungen reduziert und verhindert werden. Zudem werden die körpereigenen Entgiftungs- und Entwässerungsmechanismen unterstützt, rascher und effizienter zu arbeiten. Eine Lymphdrainage ist ideal, um die Wundheilung nach einer Fettabsaugung zu unterstützen.

Auf Blutverdünnendes aufpassen. Zehn Tage vor dem Eingriff sollten Sie auf blutverdünnende Medikamente wie Aspirin®, Aspro C® oder Thomapyrin® verzichten. Sonst kann es unter Umständen zu stärkeren Blutergüssen kommen. Auch einige Lebensmittel haben auf die Blutgerinnung Einfluss. Verzichten Sie kurz vor dem Eingriff auf Ingwer, Knoblauch, Petersilie, Grüntee oder Sojamilch, aber auch auf Heilkräuter wie Johanniskraut, Ginkgo Biloba und die Vitamine E und C. Reduzieren Sie auch den Konsum von Nikotin und Alkohol vor dem Eingriff auf ein Minimum oder noch besser auf null.

Sich abholen lassen. Selbstverständlich dürfen Sie nach dem Eingriff nicht selbst mit dem Auto nach Hause fahren. Die Beruhigungstabletten und die Lokalanästhesie reduzieren Ihre Redaktionsfähigkeit. Sie sollten daher unbedingt von einer Person Ihres Vertrauens abgeholt und zu Hause unterstützt werden. Es wird auch dringend angeraten, die erste Nacht Hilfe zu haben. Der Verband mit den Bandagen gehört gewechselt – und das geht mit Hilfe einfach viel besser.

Nüchtern oder nicht? Vor einem Eingriff in Lokalanästhesie dürfen und sollen Sie sogar ein gesundes Frühstück oder Mittagessen zu sich nehmen. Anders sieht es aus, wenn ein Eingriff in Sedierung (Dämmerschlaf) oder Allgemeinnarkose stattfindet – hier müssen Sie jedenfalls nüchtern zum Eingriff erscheinen.

Am Tag der Tage: Der Eingriff

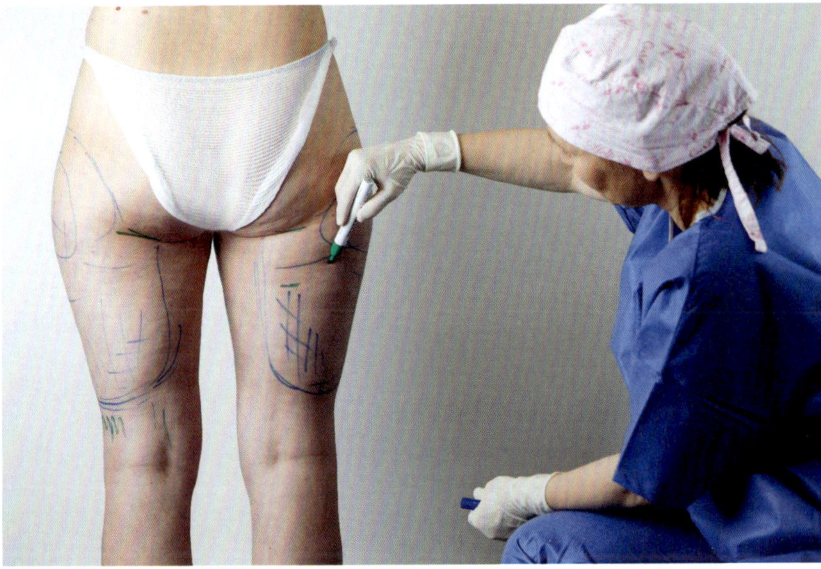

Zum Eingriff selbst kommen Sie am besten mit bequemer und locker sitzender Kleidung in die Praxis. Für den gesamten Ablauf müssen Sie etwa vier Stunden einplanen. Um eine natürliche Körperform zu erzielen, plant der Operateur vor dem Eingriff sorgfältig die Modellierung der betroffenen Körperstellen. Daher werden zuerst die Fettpolster, die es abzusaugen gilt, in Form von Höhenlinien markiert. Das muss sehr genau gemacht werden, denn die Körperformen sind nach Einbringen der Tumeszenzflüssigkeit nicht mehr richtig zu erkennen. Hier braucht es Erfahrung, denn nur „Fett weg“ ist zu wenig. Es muss ein harmonisches und gesundes Figurbild entstehen.

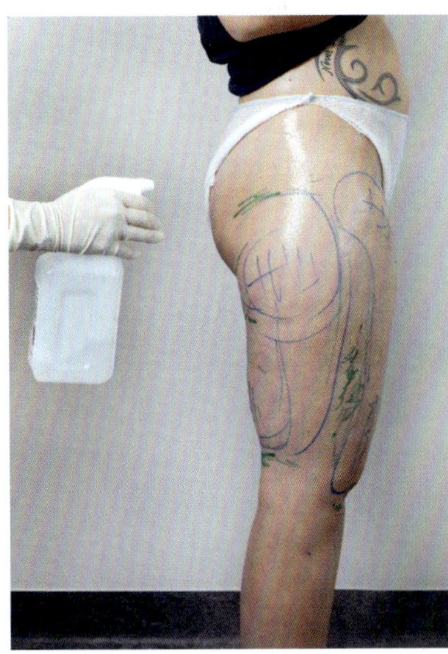

Danach wird – wie bei jedem operativen Eingriff – der gesamte Bereich desinfiziert …

… und nach einer Vorbetäubung kann es mit der Tumeszenz-Lokalanästhesie losgehen.

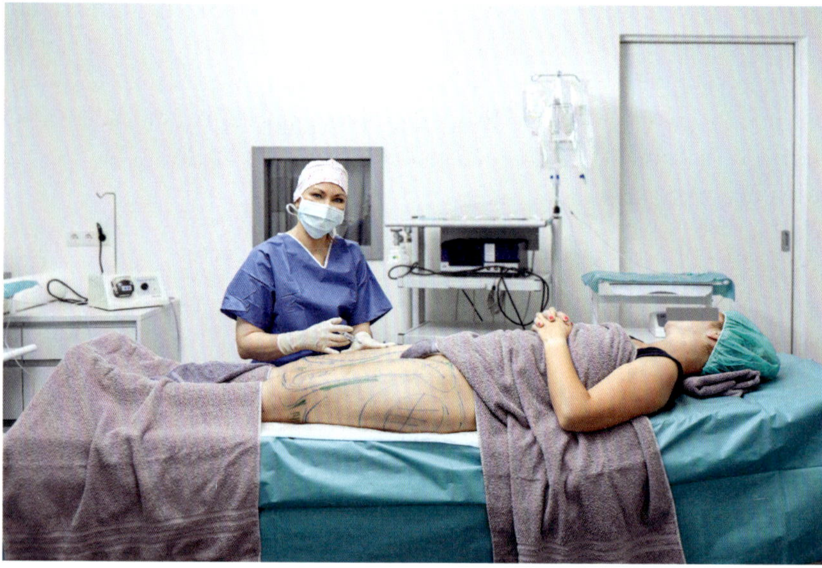

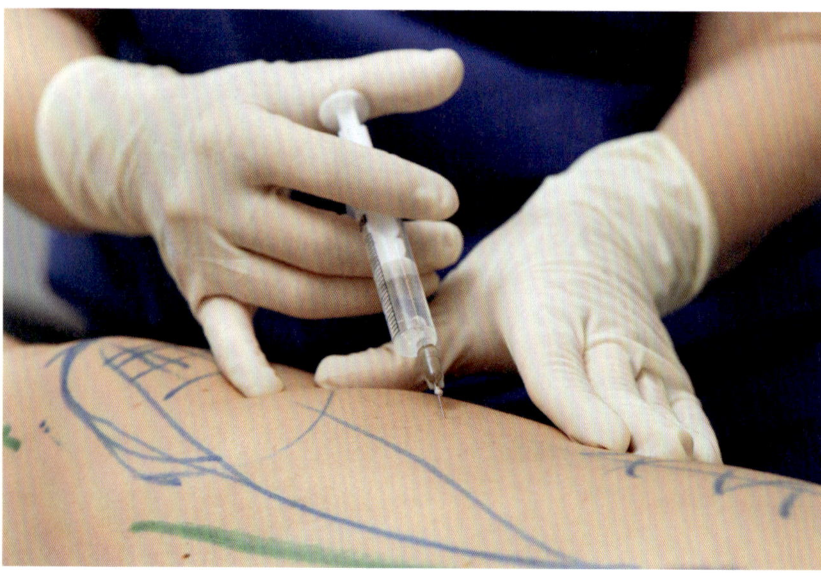

Die Tumeszenz-Lokalanästhesie

Zum Einspritzen der Lokalanästhesie wird lediglich eine dünne Nadel in das abzusaugende Areal gestochen und mittels Pumpe die Flüssigkeit langsam eingespritzt. Innerhalb kürzester Zeit wird so das gesamte zu behandelnde Areal mit mehreren Litern verdünnter Lokalanästhesie optimal auf den Eingriff vorbereitet: Es wird großflächig betäubt, die Gefäße ziehen sich zusammen und die Fettläppchen lösen sich leicht aus ihrem Zellverband.

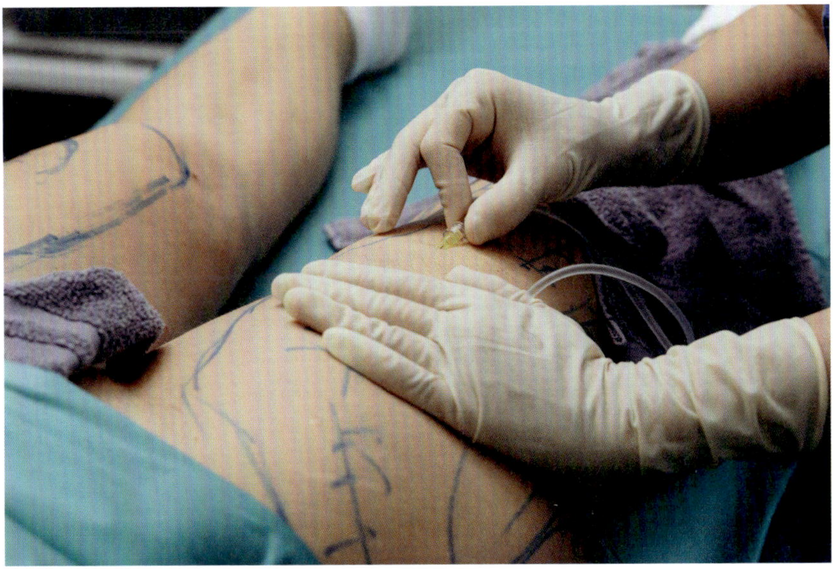

Für diese Lösung gibt es eine Standardmischung, allerdings muss die eingespritzte Menge individuell bestimmt werden. Grundsätzlich gilt: Je mehr Bindegewebe in dem zu anästhesierenden Gebiet vorhanden ist, desto höher muss die Konzentration gewählt werden. Je höher die Konzentration, desto geringer darf die Menge an infiltrierter Lösung sein. In der Lösung ebenfalls enthalten ist Epinephrin, das die Blutgefäße verengt. Zudem eine minimale Menge Kortison als Entzündungsprophylaxe und Natrium-Bicarbonat, das das „Brennen" beim Einspritzen der Lösung deutlich reduziert.

Das Einspritzen der Flüssigkeit („Infliltrieren") dauert in der Regel 45 bis 90 Minuten, es werden dabei zwischen sechs und 15 Liter in das

Unterhautgewebe gepumpt. Anfangs kann diese Vorbereitung als etwas unangenehm empfunden werden, wird aber so langsam und vorsichtig gemacht, dass die Patientinnen meist nur ein geringes Druckgefühl spüren.

Nach etwa 30 Minuten Einwirkzeit beginnt der eigentliche Eingriff: die Liposuktion. Nun wird das störende Fettgewebe mittels dünner, abgerundeter Kanülen durch kleinste Hautschnitte schonend und schmerzfrei abgesaugt. Dabei kommt ein spezielles Vibrationssystem zur Anwendung, das sowohl die Fettzellen präzise absaugt als auch das umliegende Gewebe maximal schont und die Straffung im Gewebe nach der Absaugung hervorruft. Während des Eingriffs ist die Patientin wach und vollständig mobil, was für die Sicherheit während des Eingriffs und das Operationsergebnis von größter Bedeutung ist.

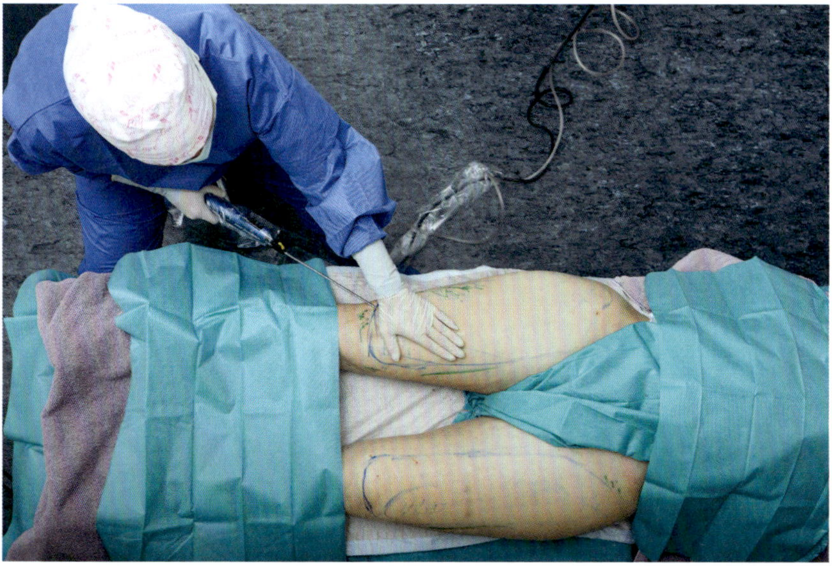

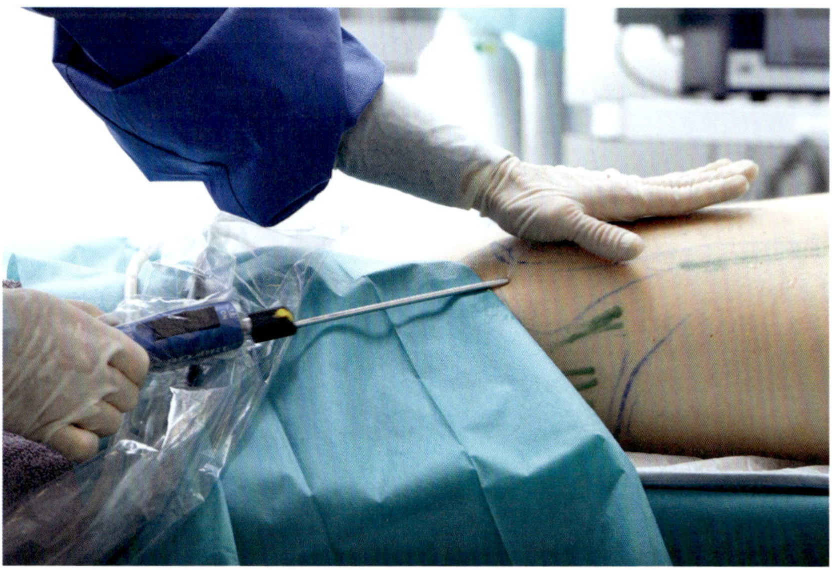

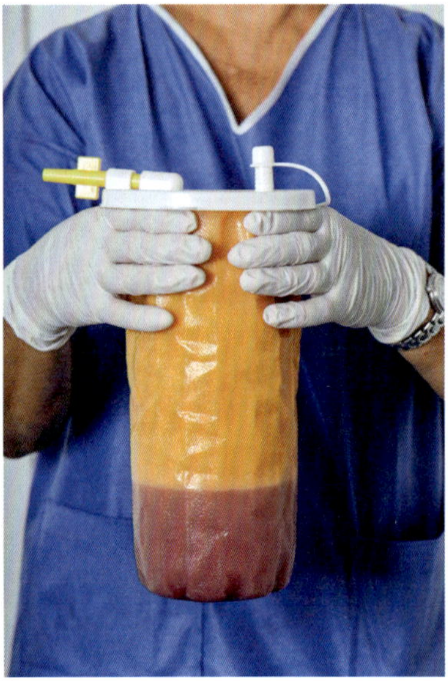

Die abgesaugten Fettzellen werden in speziellen Plastikbeuteln aufgefangen und nach der Operation gemessen. So kann man die voranschreitende Fettreduktion – sprich den Erfolg der Absaugung – direkt mitverfolgen.

Nach der Fettabsaugung

Noch auf dem Operationstisch wird das abgesaugte Areal desinfiziert und großzügig mit saugenden Vlieseinlagen verbunden. Darüber werden die Kurzzugbinden gewickelt. Diese verhindern, dass sich die entstandenen Hohlräume mit Gewebeflüssigkeit oder Blut füllen und stabilisieren den Kreislauf.

Nach der Absaugung verbleibt ein großer Teil der Lokalanästhesie im Gewebe – diese Flüssigkeit läuft über die Stichincisionen in den nächsten Tagen langsam aus. Das ist wahrscheinlich die lästigste Begleiterscheinung des gesamten Eingriffs. Dies hat aber nicht nur den Vorteil, dass die Wunden „ausgewaschen" werden und das Risiko eines Wundinfektes minimiert wird, sondern auch eventuelle Blutergüsse „ausgeschwemmt" werden und es so kaum zu Verhärtungen oder Hämatomen kommt.

Die kleinen Einstichstellen werden nach dem Eingriff nur desinfiziert, mit saugendem Vlies verbunden und danach Bandagen angelegt. Kurz nach dem Eingriff und in der ersten Nacht sollte dieses Vlies alle paar Stunden gewechselt werden. Danach ist erfahrungsgemäß der Großteil der Lösung bereits verschwunden. In den nächsten Tagen tröpfelt es dann

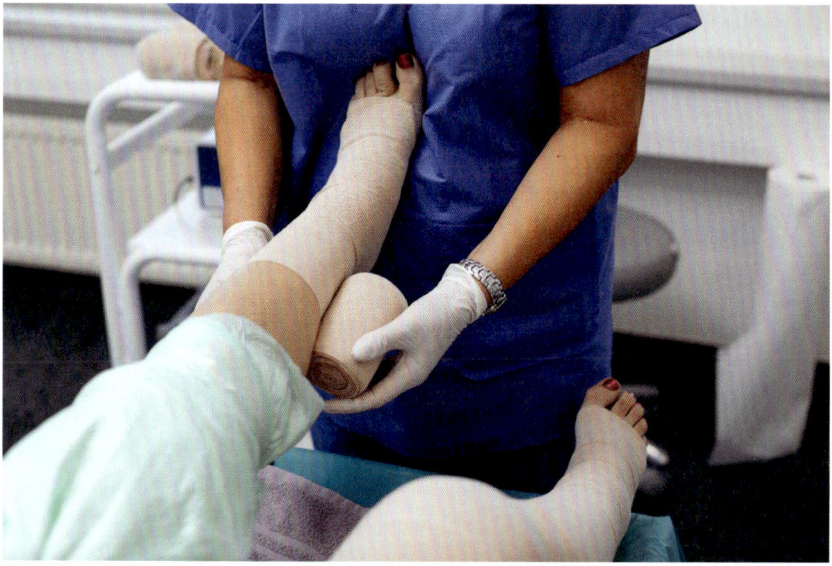

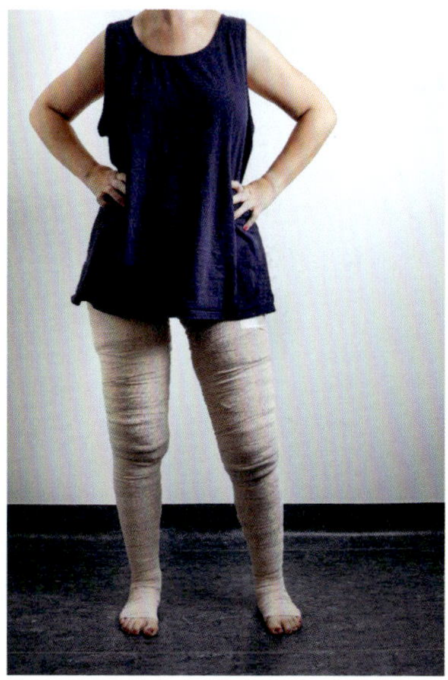

nur noch nach – das kann bis zu fünf Tage dauern. Daher sollten Sie die nächsten Tage unbedingt Bett, Sofa und Sessel mit einem gut saugendem Vlies vor Verschmutzung schützen.

… und was passiert danach?

Unmittelbar nach dem Eingriff ist mit leichten Schmerzen – ähnlich einem Muskelkater – zu rechnen. Und natürlich kann es zu Blutergüssen kommen. Beides bildet sich innerhalb von Tagen bis wenigen Wochen wieder zurück. Schwellungen der betroffenen Areale sind, wie bei jeder Operation, auch bei der Fettabsaugung völlig normal. Diese gehen meist innerhalb von drei bis sechs Monaten zurück. Die Beine zwischendurch hochzulagern, bei Bedarf Kompression anzulegen und kühlende Gelkissen können die Schwellungen lindern.

Um Schwellungen und Thrombosen vorzubeugen, ist Bewegung grundsätzlich förderlich. Leichte körperliche Aktivitäten wie Spaziergänge sind bereits am Tag nach der Operation möglich und empfehlenswert. Nach Abheilung der kleinen Einstichstellen (bis zu 14 Tage) ist Schwimmen und Aquagymnastik zu empfehlen, da durch den Druck unter Wasser der Drainageeffekt verstärkt wird. Auf anstrengende Sportarten sollten Sie jedoch je nach Art und Intensität in den ersten Wochen nach der Operation verzichten. Vor allem „erschütternde Aktivitäten" wie Laufen, Power Plate oder Reiten sollten in der ersten Zeit vermieden werden, damit sich die Haut zurückziehen und das Operationsgebiet ordentlich verheilen kann. Jedenfalls sollte bei allen Sportarten, ausgenommen Schwimmen, die Kompression getragen werden. Um den Schwellungen entgegenzuwirken, sind ein bis zweimal wöchentliche manuelle Lymphdrainagen sehr förderlich und können etwa eine Woche nach dem Eingriff begonnen werden.

Duschen ist grundsätzlich am Tag nach der Operation erlaubt – die ersten Tage aber am besten mit medizinischer Seife. Acht muss man nur auf seinen Kreislauf geben, da ohne angelegter Kompression und unter warmem Wasser der Kreislauf schwach werden kann. Mit kalten Duschen können Sie die Durchblutung gut anregen und den Heilungsprozess unterstützen. Vollbäder, Sonnenbäder und auch Sauna oder Infrarotkabinen sollten für einige Wochen möglichst vermieden werden.

Mögliche Komplikationen bei ambulanten Absaugungen in TLA

Jede Operation und jeder medizinische Eingriff bringt Risiken mit sich. Diese hängen jedoch maßgeblich von der Art der verwendeten Operations- und Anästhesiemethode ab. In diesem Kapitel möchte ich speziell auf die Risiken der ambulanten Fettabsaugung in reiner Tumeszenz-Lokalanästhesie eingehen, da wir diese Methode seit über 20 Jahren weiterentwickelt haben und erfolgreich praktizieren. Es gibt zahlreiche Studien, die die Sicherheit der Methode belegen – denn das ist unsere oberererste Priorität!

Alle Patientinnen müssen vor dem Eingriff mit einem Antibiotikum beginnen, um gegen Infektionen geschützt zu sein. Bei der Gabe dieser Medikamente kann es zu Allergien oder unerwünschten Nebenwirkungen kommen. Auf diese muss selbstverständlich adäquat nach Rücksprache mit einem Arzt reagiert werden. Bei jedem chirurgischen Eingriff ist man auch vor einer postoperativen Infektion nicht gefeit. Halten Sie sich darum strikt an die Anweisungen, die Sie von Ihrem Operateur erhalten haben, damit das Risiko so gering wie möglich gehalten wird.

Vor allem aber bei starker Ausprägung der *Lipohyperplasia dolorosa* besteht postoperativ durch die Schwellung eine Abflussverminderung der Lymphe im Gewebe. Hier ist die konsequente Hautdesinfektion, die Einnahme des Antibiotikums und vor allem die durchgehend getragene Kompression besonders wichtig, da sonst die Gefahr einer postoperativen Entzündung durch sonst harmlose Hautkeime (Erysipel, Rotlauf) steigt. Bei Fieber, Hautrötung, lokaler Überhitzung, Schmerzen und Schwellungen in den Wochen nach den Eingriff muss daher umgehend der behandelnde Arzt aufgesucht werden. Ein weiteres Risiko bei Operationen besteht in der Bildung von Blutgerinnseln, die zu einem Gefäßverschluss führen (Thrombose) oder in die Lunge gelangen können (Lungenembolie). Dies ist der Grund, warum Sie sich postoperativ eine „Antithrombose-Injektion" für etwa zehn Tage selbst verabreichen müssen.

Allgemein ist nach dem Eingriff mit Blutergüssen zu rechnen. Teilweise zeigen sich die Regionen bei der ersten Kontrolle in den ersten drei Tagen nur minimal verfärbt, manchmal zeigen sich großflächige Blutergüsse. Dies muss Sie keinesfalls erschrecken. Rechnen Sie jedoch damit, dass eine postoperative Müdigkeit aufgrund des leicht höheren Blutverlustes zwei bis drei Wochen andauern kann, bis Sie sich wieder topfit fühlen. Die kleinen Einstichstellen sind meist nach wenigen Wochen kaum noch sichtbar, allerdings können bei entsprechender Prädisposition die kleinen Narben sichtbar bleiben. Neigen Patientinnen zu „schlechter Narbenbildung", kann mit Narbensalben die Hautqualität verbessert werden.

Hautqualität – ein Stichwort, dass die meisten Frauen zugleich interessiert und beunruhigt. Grundsätzlich sage ich allen Patientinnen im Beratungsgespräch, dass wir auch nach den Eingriffen weiterhin dasselbe Gewebe haben, nur eben dreidimensional an die neuen Form angepasst. Unser Körper hat eine unglaublich gute Fähigkeit, in den Monaten nach dem Eingriff das Gewebe wieder zusammenzuziehen und ein sehr zufriedenstellendes Ergebnis zu erzielen. Zusammengefasst kann man aber klipp und klar sagen, dass es zwar auf das Ausgangsstadium bei der Operation ankommt, mit einer Liposuktion aber in jedem Fall eine deutliche Figurverbesserung erzielt werden kann. Es geht nicht darum, jede Fettzelle zu entfernen, sondern die jeweils maximale Menge an Fett gleichmäßig zu reduzieren. Daher können teilweise kleine Fettdepots stehenbleiben. Schrumpft die Haut nicht ausreichend und bleibt ein Hautüberschuss bestehen, kann dieser in einer weiteren Operation gestrafft werden, wobei es sich dann allerdings um ein rein ästhetisches Problem handelt.

Das Gleiche gilt grundsätzlich auch bei der Frage vieler Patientinnen, wie es mit ihrer bestehenden Cellulite (Orangenhaut) nach dem Eingriff verhält. In der Regel wird die Cellulite etwas besser, verschwindet aber nicht ganz. Neue Dellen, ein Risiko das in jedem Aufklärungsbogen für Fettabsaugungen steht, sind zwar möglich, jedoch äußerst selten und können meist in einem Folgeeingriff gut korrigiert werden. Was man häufiger nach postoperativen Gewichtszunahmen sieht, ist ein unschöner Übergang von abgesaugten zu nicht abgesaugten Regionen – dies ist auch mit ein Grund, nach einer Absaugung unbedingt auf ein stabiles Gewicht zu achten.

Weitere übliche Nebenwirkungen nach dem Eingriff sind die für mehrere Wochen bestehende Veränderung der Berührungsempfindlichkeit oder Taubheitsgefühle.

Wann kann sich das Ergebnis sehen lassen?

Die erste deutliche Reduktion des Umfangs sieht man bereits in den Tagen nach dem Eingriff. Da Sie dann aber mit unterschiedlich ausgeprägten Schwellphasen rechnen müssen, ist das endgültige Resultat einer Fettabsaugung erst nach sechs bis zwölf Monaten zu erwarten, wenn die Straffung der entsprechenden Region(en) abgeschlossen ist. Und was passiert mit der überschüssigen Haut? Unsere Haut ist von Natur aus sehr dehnbar. Bei normaler Hauptelastizität passt sich die Haut an die neue Körperform ohne sichtbaren Hautüberschuss an. Dies wird auch durch den Absaugvorgang selbst und der anschließenden Bildung neuer Bindegewebssepten, welche die Haut zusammenziehen, unterstützt.

Auch wenn es grundsätzlich nicht um eine Zahl auf der Waage geht, hoffen viele Frauen auf eine deutliche Gewichtsabnahme durch die Fettabsaugung. Da Fett jedoch ein geringeres Eigengewicht als z.B. Muskeln hat, sind manche Patientinnen aufgrund der postoperativen Schwellungen etwas enttäuscht von der Gewichtsentwicklung. Vielen fällt es aber aufgrund der geänderten Stoffwechsellage und der besseren Beweglichkeit nach der Absaugung deutlich leichter, ihr Gewicht zu halten oder auch weiterhin abzunehmen. Wichtig ist, wie erwähnt, einen gesunden Lebensstil und tägliche Bewegung vom ersten Tag an postoperativ zu leben. Weil es so wichtig ist, muss ich es nochmals erwähnen: Eine Fettabsaugung schützt nicht vor einer neuerlichen Gewichtszunahme. Wird weiterhin hochkalorisch gegessen und keine ausreichende Bewegung gemacht, dann findet immer wieder neues Fett seinen Weg. Und so kann auch das beste Ergebnis einer Fettabsaugung schon bald wieder Geschichte sein – und der Teufelskreis beginnt von vorne.

Daher möchte sich Sie zum Abschluss dieses Buches noch einmal motivieren: Nehmen Sie die Chance der Fettabsaugung wahr. Freuen Sie sich an Ihrem neuen schmerzfreien Leben ohne störendes Fett – und leben Sie einen gesunden Lifestyle. Aber reflektieren Sie auch Ihren Umgang mit Ihrem Körper. Denn vor allem Lipödem-Patientinnen, die bereits jahrzehntelang an der Fettverteilungsstörung gelitten und zusätzlich eine ausgeprägte Adipositas entwickelten, laborieren immer auch an einer mehr oder weniger ausgeprägten Ernährungsstörung. Und dieser krankhafte Umgang ist mit einer Fettabsaugung nicht weg. Oftmals leider im Gegenteil: Denn viele rutschen trotz der neuen Figur in ihre alten Muster, essen mit „gutem Gewissen“ und finden sich oftmals schnell wieder in ihrem alten Leben wieder. Suchen Sie sich also Hilfe, analysieren Sie Ihre Ernährungsgewohnheiten und richten Sie Ihren Fokus auf Ihr neues Leben.

Aber nicht nur Ernährungsgewohnheiten und Lebensstil müssen überdacht werden. Weil bei einer langjährigen Lipödem-Erkrankung auch ganz oft der Selbstwert leidet, müssen Sie sich auch auf psychischer Ebene wieder fit für Ihr neues Leben machen. Denn Selbstbewusstsein kommt nicht automatisch mit der Fettabsaugung. Die neue Körperform ist das eine – der Umgang mit sich selbst das andere. Versuchen Sie, sich selbst wieder wertzuschätzen, sich wieder neu kennen- und lieben zu lernen. Diese Achtsamkeit und der Selbstwert muss von Ihnen und von innen kommen. Auch hier ist oftmals eine Therapie der beste Weg, um den richtigen Umgang mit sich selbst (wieder) zu lernen. Hier gibt es bereits viele gute Lösungen – und dann steht einem gesunden, schmerzfreien und zufriedenen Leben nichts mehr im Weg. Genießen Sie es!

„Willst du schnell gehen, geh alleine.
Willst du weit kommen, geh gemeinsam mit anderen."

Mit diesem Sprichwort aus Kenia verabschiede ich mich. Und wünsche Ihnen Gesundheit, Zufriedenheit – und im Falle eines Lipödems eine schnelle und richtige Diagnose und die allerbeste Begleitung durch eine effektive Therapie.

Trotz Diät, Sport und konservativer Therapien konnte diese Patientin ihre Reiterhosen nicht los werden. Sie hat sich schließlich für eine Liposuktion entschieden. Die Vorher-Bilder sind kurz vor dem Eingriff aufgenommen. Die Nachher-Bilder wurden drei Monate nach dem Eingriff fotografiert.

VORHER **NACHHER**

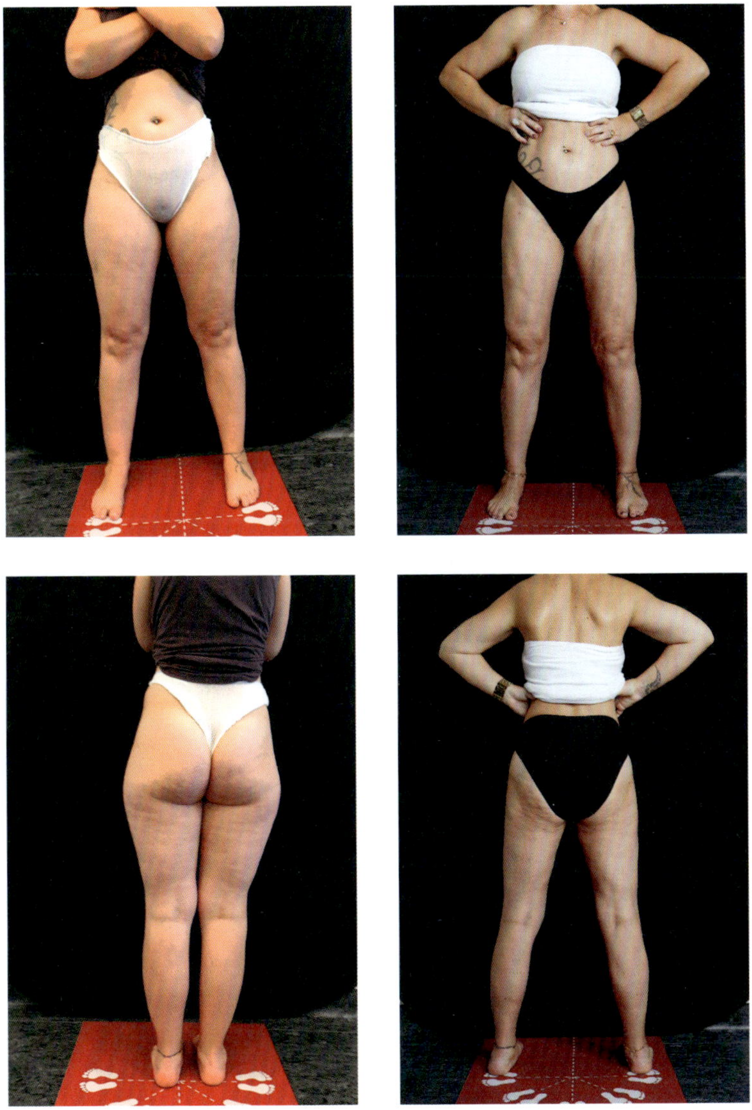

Anhang

Information, Hilfe und Selbsthilfegruppen

Es gibt im Netz zahlreiche Informationen rund um das Lipödem und die Liposuktion. Viele sind fundiert, aber es ist auch sehr viel Humbug und falsche, zum Teil gefährliche Informationen zu lesen. Daher rate ich immer, einen Mediziner zu Rate zu ziehen und sich stets an korrekt arbeitende Selbsthilfegruppen zu wenden. Erfreulicherweise gibt es immer mehr wirklich toll organisierte Gruppen für Betroffene – diese Sammlung an Kontakten ist daher nur ein Auszug und erhebt keinen Anspruch auf Vollständigkeit.

Selbsthilfegruppen & gute Informationsplattformen

Lipödem Hilfe Deutschland e.V. – *www.lipoedem-hilfe-ev.de*
LymphNetzwerk – *www.lymphnetzwerk.de*
Selbsthilfeforum des Lipödem Hilfe Deutschland e. V. – *www.lipoedem-forum.de/index.php*
Lipödem-Board: Hilfe für Betroffene – *www.lipoedem-board.de*
Selbsthilfegruppe: Das Lipödem – *www.chronischkrank.at*
Das Selbsthilfe-Forum für Menschen, die vom Lipödem betroffen sind – *www.razyboard.com/system/user_lipoedemforum.html*
Lipödem Stuttgart – *www.lipödem-stuttgart.de/eine-neue-krankheit/*
Vereinigung Lipödem Schweiz – *www.lipoedem-schweiz.ch*
Lily's Voice Europe – Our voice for patients with lymphatic and fat disorders – *www.lilysvoice.org*

Empfehlenswerte Serviceseiten

Empfehlenswerter Selbsthilfe-Podcast für eine gestärkte Seele, ein buntes Leben und die nötige Portion Motivation für deinen Alltag mit Lipödem – *www.derlipoedempodcast.de*

Der *medi companion* ist eine kostenlose Gesundheits-App für Lip- und Lymphödem-Patienten. Mit einem zwölfwöchigen Gesundheitsprogramm und verschiedenen Services begleitet der *medi companion* die Ödemtherapie. Plus viele Informationen, Tipps und Aufklärung rund um den Umgang mit der Krankheit.

Lipoletic ist ein Bewegungsprogramm für Lipödem-Patientinnen – *http://lipoletic.de/de/*

Lanuc Lipödem Sports – Betroffene haben gemeinsam mit Ärzten ein Bewegungsprogramm entwickelt – *www.lanuc.de*

Frauensache – Deine starke Seite – Die Plattform für ein Leben mit Lipödem – *www.deinestarkeseite.de*

Therapiezentren für Lipödem-Betroffene

Deutschland

CG Lympha GmbH, Prof. Manuel Cornely, Köln, www.cg-lympha.de

Földiklinik GmbH & Co. KG, Hinterzarten – *www.foeldiklinik.de*

Lympho Opt GmbH, Pommelsbrunn-Hohenstadt – *www.lympho-opt.de*

Universitätsklinikum Regensburg – *www.ukr.de*

Reha-Zentrum Bad Nauheim – *www.taunus.deutsche-rentenversicherung-reha-zentren.de*

Dr. Ebel Fachklinik Reinhardshöhe – *www.ebel-kliniken.com*

Österreich

Wittlinger Therapiezentrum GmbH, Tirol – *www.wittlinger-therapiezentrum.com*

Landeskrankenhaus Wolfsberg – *www.lkh-wo.at*

Dr. Matthias Sandhofer – *www.lipoedem.at*

Schweiz

RehaClinic, Bad Zurzach – *www.rehaclinic.ch*

Anmerkungen

1 Dr. Jack W. Shields, M.D.: Lymphe, Lymphdrüsen, und Homöostase. In: *Lymphologie*, v25, n4, Dezember 1992, p. 147

2 Pischinger, Alfred: Das System der Grundregulation – Grundlagen einer ganzheitsbiologischen Medizin, Haug Verlag 2009

3 Park J., Euhus D.M., Scherer P.E.: Paracrine and endocrine effects of adipose tissue on cancer development and progression. *Endocrine Reviews 2011*; 32: p. 550 ff.

4 Josef J. Stutz: Alles über das Lipödem. In: *Lymphe & Gesundheit* 1/2015, abrufbar unter: http://www.lymphologa.de/media/filer_public/b8/1a/b81a9b01-7798-4d5c-841c-ce1539dc5ea6/lymphe_und_gesundheit_01-2015.pdf

5 Über die genaue Bedeutung dieser Werte im Kontext einer Lipödem-Diagnose informiert Sie gerne Ihr Arzt oder Ihre Ärztin.

Über die Autorin

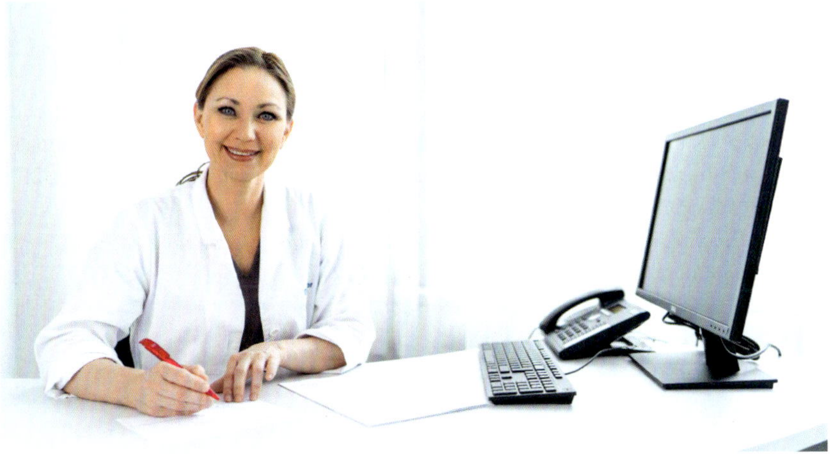

Dr. med. univ. Sabine Maier hat sich als chirurgisch tätige Allgemeinmedizinerin auf die Behandlung von Lipödemen spezialisiert. Sie absolvierte nach ihrem Medizinstudium an der Universität Wien eine Fachausbildung in der renommierten Privatpraxis und späteren Privatklinik für Dermatologie von Dr. med. Hajnal Kiprov, die die ambulante Fettabsaugung in Österreich einführte und Vorreiterin in zahlreichen ästhetischen Bereichen der Medizin war.

2015 eröffnete sie ihre eigene Praxis im Zentrum Wiens, in der sie sich auf ästhetische Medizin und ambulante Chirurgie spezialisiert hat – und wo die meisten ambulanten Fettabsaugungen in Wien durchgeführt werden. Auch international ist die Autorin, die derzeit Präsidentin der *Austrian Academy of Cosmetic Surgery and Aesthetic Medicine* ist, ausgezeichnet vernetzt und arbeitet mit führenden Expertinnen und Experten zusammen.

Das Fazit der Medizinerin: „Nach mehr als 20 Jahren Erfahrung in meinem Beruf habe ich zahlreiche Frauen gesehen, denen wir konservativ oder chirurgisch helfen konnten, sich wieder wohl in ihrem Körper zu fühlen. Das ist für mich Bestätigung und zugleich einer der schönsten Erfolge meiner Arbeit."

Weitere Informationen unter: *www.sabinemaier.at*

Bildnachweis

Cover, Seite 5 – iStockphoto.com/Julia_Khimich
Seiten 7, 101, 109–115, 125: Katharina Stögmüller
Seite 16: iStockphoto.com/terriana
Seite 30: shutterstock/kryzhov
Seiten 33, 55, 62: iStockphoto.com/IgorLitvinzev
Seite 34: iStockphoto.com/Staras
Seite 36: iStockphoto.com/sashimi
Seite 41: iStockphoto.com/Gleb Kosarenko
Seite 46: Ofa Bamberg/Peer Kramer
Seite 48/49: iStockphoto.com/Teploleta
Seite 59: iStockphoto.com/sabelskaya
Seite 68: Lastofa forte/Ofa Austria
Seite 76: iStockphoto.com/PCH-Vector
Seite 80: Shutterstock/staras
Seite 99: iStockphoto.com/Keiko Aikawa
Seite 121: Amriphoto

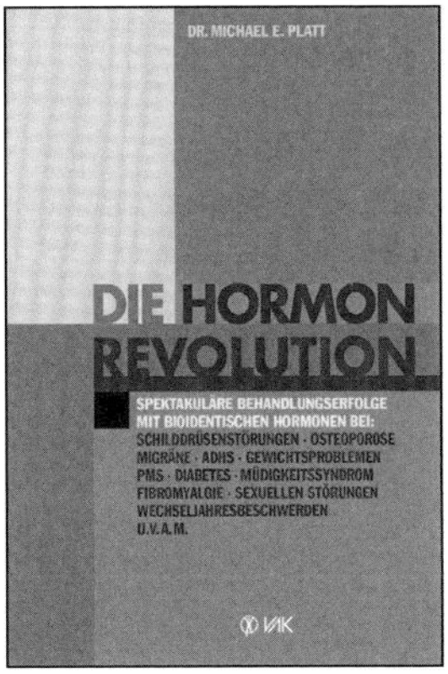

Dr. Michael Platt:

Die Hormonrevolution

Spektakuläre Behandlungserfolge mit bioidentischen Hormonen

Leseprobe: www.vakverlag.de

Hormone spielen eine wichtige Rolle für Ihre Gesundheit: Gerät ihr Gleichgewicht aus den Fugen, entwickeln sich Krankheiten – auch solche, die nichts mit unseren Hormonen zu tun haben scheinen. Oft aber werden falsche Diagnosen gestellt und nur Symptome behandelt, obwohl die Ursachen sich sehr gut mit bioidentischen Hormonen therapieren lassen. Der Patientenratgeber enthält praktische Informationen, Fallbeispiele und Therapieempfehlungen und ist auch für Ärzte geeignet, die sich in die das Thema einarbeiten möchten.

240 Seiten, Paperback (15 x 21,5 cm)
ISBN 978-3-86731-045-1

Izabella Wentz:

Hashimoto im Griff

Endlich beschwerdefrei mit der richtigen Behandlung

Leseprobe: www.vakverlag.de

Hashimoto ist mehr als nur eine einfache Unterfunktion der Schilddrüse. Neben „typischen" Symptomen leiden die meisten Patienten an Säurereflux, Nährstoffmangel, Anämie, einer Barrierestörung der Darmschleimhaut, Nahrungsmittelunverträglichkeiten, Zahnfleischentzündungen und Unterzucker. Der Körper steckt fest in einem Teufelskreis, der sich selbst erhält und zu immer weiteren Symptomen führt, bis er durch entsprechende Maßnahmen gestoppt wird: Wie er sich durchbrechen lässt, schildert die Pharmakologin, die selbst an Hashimoto erkrankt ist, verständlich und alltagsnah.

360 Seiten, 20 Abb., Klappenbroschur (15 x 21,5 cm)
ISBN 978-3-86731-166-3

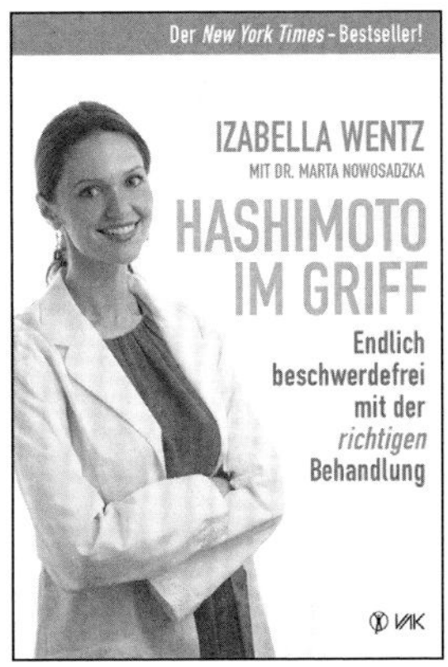

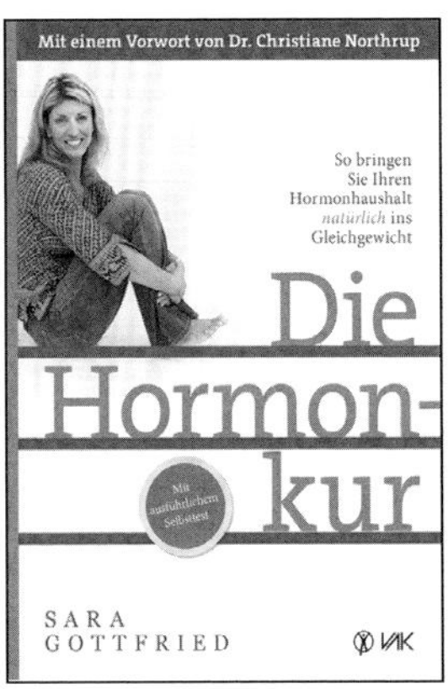

Sara Gottfried:

Die Hormonkur

So bringen Sie Ihren Hormonhaushalt natürlich ins Gleichgewicht

Leseprobe: www.vakverlag.de

Gerät das Hormonsystem aus der Balance, sind viele gesundheitliche Probleme die Folge. Frauenärztin Sara Gottfried erklärt, welche Hormonmangelzustände hinter bestimmten Symptomen stecken und welche Maßnahmen jeweils hilfreich sind. Das Besondere ist ihr ganzheitlicher Ansatz: Im Vordergrund steht, was man selbst tun kann, um den Hormonhaushalt zu stabilisieren: Ernährungsumstellung, bewusstere Lebensführung, Nahrungsergänzungsmittel ... Erst wenn keine Besserung eintritt, werden bioidentische Hormone einbezogen.

432 Seiten, 7 Schaubilder, zahlr. Tabellen, Klappenbroschur, (15 x 21,5 cm), ISBN 978-3-86731-148-9

Abonnieren Sie unseren Newsletter (gratis) unter: www.vakverlag.de